먹으면서 살을 빼는

건강한 다이어트

세·포·의·평·등
The Equality of Cell

강영환 지음

먹으면서 살을 빼는
건강한
다이어트

아름다운사회
Beautiful Society

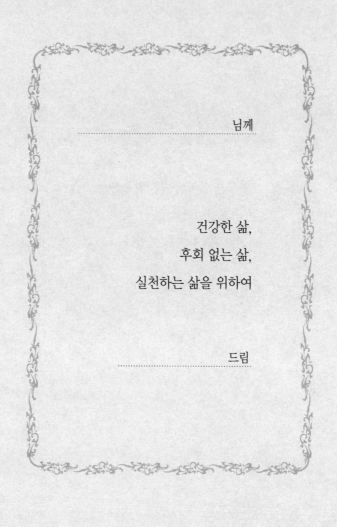

_____ 님께

건강한 삶,
후회 없는 삶,
실천하는 삶을 위하여

_____ 드림

현재를 살아가는 사람들은
누구나 만성 질환(慢性 疾患),
하나쯤은 가지고 있다.

'비만'은

만성질환의 위험인자가 아니라

만성질환 그 자체이다.

비(Rain)만 오는가?

영국의 날씨는 비가 자주 오는 걸로 유명하다. 그것도 변덕스럽기 때문에 영국인은 우산을 갖고 다니지만, 실제로는 잘 사용하지 않고 아예 버버리 같은 레인코트를 입고 비를 맞으며 머리만 보호하는 경우가 많다.

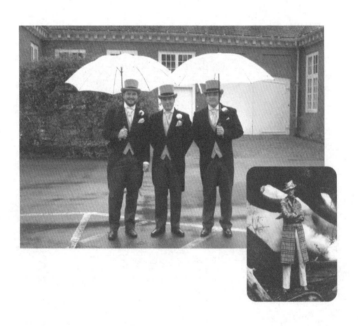

한국에서는 주로 여름에 비가 많이 내린다. 특히 6월말부터 7월말까지의 장마 기간에는 흐리고 비가 오기를 반복하는데 지역적으로 양동이로 퍼붓듯 집중호우가 내리기도 한다. 그런데 요즘에는 장마철이 지난 8월까지도 계속 비가 내린다.

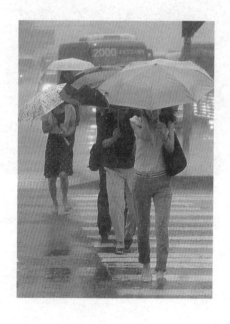

열대와 아열대 기후의 나라에서는 비가 집중
적으로 쏟아지는 시기를 우기(雨期)라고 부르며, 이
때는 몇 달간 계속해서 스콜(squall)이라는 비가 내린다.

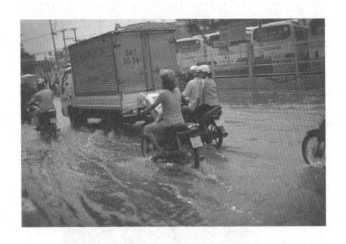

각 나라의 사람들은 장마철이나 우기가 되어 계속해서 비
가 내릴지라도 그다지 걱정하지 않는다. 집중적으로 비가 내
리는 시기가 지나면 반드시 해가 뜨는 날이 온다는 것을 알
기 때문이다.

영국인은 비가 온 뒤 태양이 고개를 내밀면 잔디밭에서 일광욕을 즐기고, 장마철을 넘긴 한국인은 더위를 피하느라 여념이 없다. 장마가 지나면 뙤약볕이 내리쬐면서 본격적인 찜통더위가 시작되기 때문이다. 동남아나 아프리카, 남미의 열대 및 아열대 기후의 나라에서도 우기 뒤에는 뜨거운 건기(乾期)가 찾아온다.

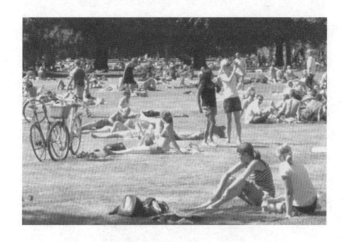

비만(肥滿) 오는가?

열한 살이 된 K군은 유치원 시절부터 밥보다 라면, 과자 같은 인스턴트식품을 즐겨 먹었다. 더구나 밖에 나가 뛰어노는 일이 거의 없고 컴퓨터 앞에 앉아 게임하는 시간이 길어지다 보니 군것질과 더불어 몸무게도 늘어갔다. 그렇게 손가락 외에는 거의 움직이지 않고 칼로리가 높은 인스턴트식품을 즐기는 생활이 이어지면서 어느새 고등학생 정도의 몸무게가 나가는 소아 비만이 되어 움직이기조차 힘들 정도가 되어 버렸다.

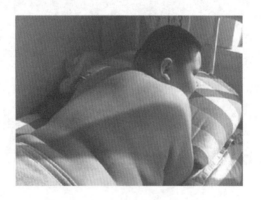

스물일곱 살의 예비신부 P씨는 결혼을 앞두고 불어난 몸무게를 줄이기 위해 온갖 다이어트로 살을 빼기 위해 애를 썼지만, 번번이 실패하고 말았다. 살이 빠지기는커녕 오히려 예전보다 더 찌는 요요 현상이 나타나 걱정이 이만저만이 아니다.

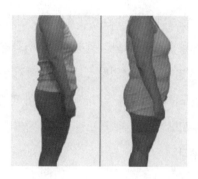

서른여덟 살의 주부 L씨는 결혼 이후 부쩍 늘어난 뱃살과 허벅지살을 빼기 위해 식욕억제제를 복용했다. 그러나 주위 사람들로부터 약물 부작용으로 우울증과 불면증이 나타날 수 있다는 말을 듣고 복용을 중단하자 예전의 뱃살과 허벅지살이 고스란히 되돌아오고 말았다.

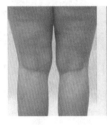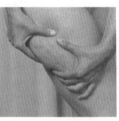

마흔다섯 살의 대기업 임원인 K씨는 회사생활 15년 만에 고속 승진을 했지만, 그와 비례해 스트레스와 술, 담배, 그리고 복부 지방도 함께 늘었다. 그는 살을 빼기 위해 헬스클럽에서 운동도 해보았으나, 얼마 지나지 않아 피곤하다는 핑계로 그만두고 소파에 누워 리모컨을 만지작거리며 시간을 보내기 일쑤다.

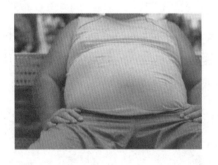

먹으면서 살을 빼는
건강한 다이어트

21세기를 살아가는 현대인은 마치 장마철에 비가 오락가락하듯 살이 쪘다 빠지기를 반복하며 살과의 전쟁을 벌이고 있다. 계속해서 비가 내리다가 반짝하고 해가 비치는 것처럼, 잘못된 다이어트로 살이 빠졌다가 다시 예전의 살찐 상태로 돌아가는 요요 현상에 발목이 잡혀 있는 것이다. 그러다가 지쳐 결국에는 다이어트를 포기하는 경우가 태반이다.

비(Rain)만 오는가?
분명 해뜰 날이 온다.

비만(肥滿) 오는가?
요요 현상에서 벗어나 다이어트에 맑은 해가 뜰 날이 반드시 온다.

강영환

10년 전 미국을 여행할 때, 여행가이드에게 들었던 말과 4시간 동안의 숨 막히는 비행이 아직도 생생히 떠오른다.

"현재 미국은 살과의 전쟁을 벌이고 있습니다."

"창 밖의 거리에서 볼 수 있듯 성인 세 명 중 한 명이 100킬로그램 이상입니다."

"한국에서 부부싸움이 잦은 분들은 미국에 꼭 한 번쯤 와 보실 필요가 있습니다. 미국에 오시면 자기 아내가 얼마나 날씬한 미인인지 금방 알 수 있기 때문이죠. 서로에게 잘 해주십시오."

운 나쁘게도 나는 시카고에서 LA로 가는 길에 양 옆으로 비만 여성이 앉는 바람에 4시간 동안 호흡 곤란을 겪어야만 했다. 비행기 좌석이 어찌나 비좁게 느껴지던지 한시라도 빨리 내리고 싶은 마음이 굴뚝같았다.

비만한 몸을 이끌고 여행을 해야 하는 그들도 힘이 들었겠지만, 가운데 끼어서 말도 제대로 못하고 견뎌야 했던 나 역시 결코 쉽지 않은 여행이었다. 버스를 탔다면 차라리 중간에라도 내리면 그만이지만, 비행기에서 내릴 수도 없고 그야말로 진퇴양난이었다.

그때 나는 속으로 다짐했다.
'한국에 돌아가면 날씬한 아내에게 정말 잘 해줘야지.'

그 후로 10년이 지난 지금, 안타깝게도 한국의 현주소는 비만과 그리 멀리 떨어져 있지 않다. 실제로 거리 여기저기에서 비만으로 고생하는 사람들을 어렵지 않게 찾아볼 수 있을 정도다. 한국이 더 이상 비만에서 예외적인 국가가 아니라 비만의 중심에 선 나라가 되고 만 것이다. 특히 소아나 청소년에게까지 비만이 나타나는 것을 보면 이제 비만은 개인적 질병의 수준을 넘어 사회적 문제로까지 발전하고 말았다는 우려를 씻기 어렵다.

그러한 경향을 반영하듯 길거리 어딜 가든 다이어트 광고가 도배되다시피 하고 매스컴 광고란에도 살을 쉽게 빼준다는 광고가 단 하루도 빠짐없이 등장하고 있다. 그런데 아이러니하게도 그처럼 다이어트 상품, 병원, 약품의 홍수 속에서 비만인은 오히려 늘어나고 있다.

그 이유는 무엇일까?
비만과 다이어트에 대한 근본적인 해결책은 없는 것일까? 지금부터 그 해답을 찾아보자.

먹으면서 살을 빼는 건강한 다이어트 **차례**

시작하며 · *16*

 제**1**장 **비만** · *22*

1. 비만의 정의 · *22*

2. 비만 판정하기 · *25*

3. 비만이 안고 있는 현실적인 문제 · *29*

4. 비만의 유형 · *32*

5. 비만의 종류 · *35*

6. 비만으로 인한 질병 · *46*

7. 비만의 원인 · *49*

 제**2**장 **다이어트의 현실** · *58*

1. 몸짱 열풍 · *59*

2. 잘못된 다이어트 상식 · *62*

3. 비만 치료제의 실체 · *73*

4. 여러 가지 다이어트 · *81*

제**3**장 **올바른 다이어트** · *98*

1. 건강한 다이어트 · *101*

2. 감량 상태를 유지하는 것이 진정한 다이어트 · *104*

3. 세포의 평등 · *106*

4. 유지 다이어트 · *125*

책을 마치며 · *133*

참고문헌 · *136*

비만
(肥滿)

제 **1** 장

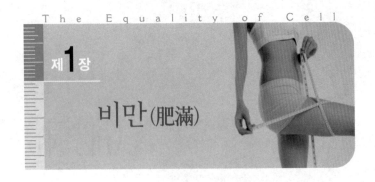

제**1**장

비만(肥滿)

1. 비만의 정의

>> 비만이란 에너지 섭취가 소비보다 많아 인체 내에 쓰고 남은 에너지가 지방 조직에 체지방 형태로 과다하게 쌓여 있는 상태를 말한다. 따라서 비만인 사람은 일반적으로 체중이 많이 나간다. 물론 체중이 많이 나간다고 해서 모두가 비만인으로 분류되는 것은 아니다. 근육 분포가 많은 사람은 비만이 아닐지라도 체중이 많이 나가기 때문이다.

"우리 몸에 지방이 많다는 것이 대체 뭐가 문제란 말

인가?"라고 말하는 사람이 있을지도 모르지만, 비만은 단순히 체지방으로 끝나지 않는다. 우리 몸에 지방이 많이 쌓이면 2차적으로 심장 질환, 고혈압, 당뇨병, 암 같은 비전염성 질환에 쉽게 노출되기 때문에 비만이 위험한 것이다.

한 술 더 떠 일부 전문가는 "비만은 만성질환의 위험 인자가 아니라 만성질환 그 자체이다"라고 말한다. 일단 비만이 되면 혈당과 혈압이 오르고 폐와 심장 기능이 떨어지며 동맥경화, 담석, 통풍, 대장암, 전립선암, 자궁내막암의 발생률이 높아지므로 적극 치료해야 하는 질병이라는 얘기다. 과거에는 뚱뚱한 것을 단순히 '게으름의 표본'으로만 여기고 그리 대수롭지 않게 생각했지만, 21세기엔 그것을 비만이라는 엄연한 만성질환으로 분류하고 있는 것이다.

비만인은 흔히 이렇게 말한다.

"나는 얼마든지 내 의지로 살을 뺄 수 있어. 언제든

운동하고 굶으면 살이 빠질 거야."

그러나 고혈압이 환자의 의지대로 저혈압이 되지 않
듯, 비만도 본인의 의지대로 쉽게 해결되지 않는다. 왜
냐하면 고혈압과 비만은 유전적 요인과 환경적 요인으
로 생긴 같은 부류의 만성질환이기 때문이다.

그렇다면 질병이므로 살을 빼기 위해 비만약을 먹어
야 하는 것일까? 결코 그렇지 않다. 식이요법과 더불
어 운동으로 당뇨와 고혈압을 평생 관리해야 하는 것
처럼 비만도 평생 관리를 해야 하는 질환이다. 따라서
무턱대고 약을 복용하기 이전에 내가 비만인지, 만약
비만이라면 얼마나 심각한지 알아야 한다. 또한 비만
의 원인이 무엇인지 알고 난 다음에 그 해결책을 찾아
야 한다.

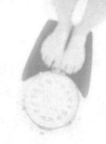

2. 비만 판정하기

1) 비만도에 따른 판정

비만도 = (실제 체중 − 표준 체중) / 표준 체중 × 100

표준 체중은 실제 자신의 키에 적정한 체중으로 (키 − 100)에
남성은 0.9를 곱하고 여성은 0.85를 곱해 얻는다.

〈비만도에 따른 비만 판정표〉

0.9 이하	0.9~10%	10~20%	20~30%	30~50%	50% 이상
저체중	정상	과체중	경도 비만	중도 비만	고도 비만

예) 남성 신장 170㎝, 체중 85㎏일 때
(170 − 100) × 0.9 = 63㎏
85㎏ − 63㎏ / 63㎏ × 100 = 34.9%(중도 비만)

2) 체지방률에 의한 판정

현재 비만 전문 클리닉에서 가장 많이 사용하는 방법
이다. 체성분 분석기로 인체에 전류를 통과시켜 그 전

기의 저항으로 수분량, 체지방량, 제지방량을 측정해 비만을 판정한다. 이 방법으로 비교적 저렴하고 간편하게 비만 여부를 알 수 있지만 그리 일반적이지 않다.

　성인 남성의 경우 체지방 비율이 체중의 25퍼센트 이상, 여성의 경우 32퍼센트 이상인 경우에 비만으로 판정한다.

〈체지방률에 의한 비만 판정표〉

정상	남성 : 8~18	여성 : 18~23
경계	남성 : 17~20	여성 : 24~27
이상	남성 : 21~24	여성 : 28~31
비만	남성 : 25 이상	여성 : 32 이상

3) 체질량지수(BMI, Body mass index)에 의한 판정

  누구나 손쉽게 비만의 정도를 판단할 수 있어 가장 많이 이용된다. 하지만 키가 크거나 작은 사람, 근육이 발달한 운동선수 등은 실제 체지방량과 차이가 날 수 있으므로 비만 판정에 약간의 오차가 생길 수 있다.

체질량지수 = 실제 체중 / 신장의 제곱

〈BMI에 따른 비만 판정표〉
대한 비만학회 기준

18.5 미만	저체중
18.5 ~ 22.9	정 상
23 ~ 24.9	과체중
25 ~ 29.9	경도 비만
30 ~ 34.9	중도 비만
35 이상	고도 비만

예) 키가 180㎝이고 체중이 85㎏인 사람의 BMI지수는?
체질량지수 계산 : 85 / (1.8)의 제곱 = 26.2 (경도 비만)

앞의 판정법으로 측정한 당신의 비만 상태는 어느 정도인가? 정상인가, 아니면 과체중인가? 그것도 아니라면 비만인가?

꼭 체크해 봅시다!

현재 나의 몸무게와 키는?

나의 비만도는?

나의 체지방지수는?

3. 비만이 안고 있는 현실적인 문제

》세계보건기구(WHO)는 현재 전 세계적으로 과체중과 비만 인구가 12억 명 정도라고 발표하고 있다. 하지만 2015년이 되면 이 수치가 15억 명, 2020년에는 20억 명으로 증가할 것으로 추산하고 있

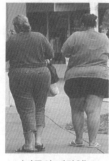

다. 그 이유는 무엇일까? WHO는 많은 인구가 뚱뚱해지는 것은 부자 나라의 문제로만 여겼던 비만이 이제 선진국, 후진국 할 것 없이 전 세계적으로 확산되고 있기 때문이라고 분석했다.

〈미국의 비만인〉

국민건강영양조사에 따르면 한국 역시 국민 세 명 중 한 명이 비만이라고 한다. 이것은 국민의 3분의 1이 단순히 외형적으로 뚱뚱하다는 문제로만 국한되지 않고, 비만으로 인해 만성질환에 걸릴 위험이 그만큼 높다는 것을 의미한다.

과거에는 비만으로 인한 질환을 성인병으로 부를 정
도로 성인에게만 나타나는 것으로 알려져 있었지만,
이제는 그 연령층이 점점 낮아져 소아나 청소년에게까
지 비만이 나타나고 있다. 미국의 경우 소아와 청소년
의 20퍼센트가 비만 인구이고, 한국도 10~15퍼센트로
미국을 바짝 따라가고 있다. 특히 서울 일부 지역에서
는 조사 결과, 소아와 청소년의 25퍼센트가 비만인 것
으로 나타나 한국의 미래 성인인 소아 및 청소년의 건
강에 빨간불이 켜졌음을 여실히 보여주고 있다.

소아 비만은 성인 비만보다 훨씬 더 위험하다. 그 이
유는 소아기에 발생한 비만은 평생 비만이 될 가능성
이 크기 때문이다. 성인 비만은 지방세포 수의 증가 없
이 단지 세포 크기만 증가하는 데 비해, 어린시절부터
비만이 되면 지방세포 수와 크기가 함께 증가하게 된
다. 따라서 어린시절에 지방세포의 수를 늘려 놓으면
평생 비만에서 헤어 나오기가 어렵다.

한 나라의 소아 및 청소년의 건강은 그 나라의 미래

건강을 대변한다고 해도 과언이 아니다. 따라서 어리
다고 비만을 방치하지 말고 어린시절부터 관리를 해줄
필요가 있다. 과거처럼 뚱뚱한 것이 부의 상징이던 시
절은 박물관에 가서나 찾아야 할 만큼 고리타분한 관
념일 뿐이다.

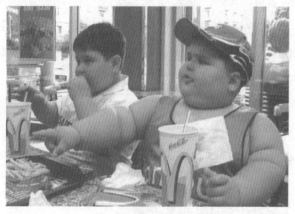

〈소아비만의 원인인 패스트푸드〉

한편 비만은 경제적으로도 엄청난 손실을 유발한다.
예를 들어 한국은 비만에 따른 사회적 비용으로 한 해
에 2조 원을 소비한다고 한다. 이것은 국민 전체 의료
비의 5퍼센트를 넘는 액수로 10년 전보다 50퍼센트나

상승한 것이다. 미국의 경우에는 앞으로 10년 후 전체 의료비의 10퍼센트가 비만과 관련된 비용으로 쓰일 것이라는 관측도 나오고 있다.

비만이라는 사회적 현상은 한 나라뿐 아니라 인류 전체의 건강에 나쁜 영향을 미치고 더불어 경제적 손실을 불러일으키는 공공의 적으로 발전할 가능성이 크다. 따라서 더 늦기 전에 비만이라는 적과 전쟁을 선포하고 자신의 미래 건강을 위해 올바른 다이어트를 시작해야 할 것이다.

4. 비만의 유형

1) 체지방 분포에 따른 유형

(1) 상체 비만

상체에 체지방이 많이 분포해 있으며 중심형, 남성형, 복부형, 사과형 비만이라고도 한다.

(2) 하체 비만

하체, 즉 대퇴부와 둔부에 지방이 주로 분포해 있으며 말초형, 여성형, 둔부형, 서양 배형 비만이라고도 한다.

2) 연령에 따른 유형

(1) 성장기 비만 (지방세포 증식형)

소아나 청소년기에 형성된 비만으로 지방세포의 크기와 함께 그 세포 수가 증가하면 전신에 비만이 발생한다. 일단 세포 수가 증가하면 설사 다이어트를 할지라도 지방세포의 크기는 줄어들지언정 그 세포 수는 평생 줄어들지 않는다. 만약 소아 비만인 사람이 성인이 되어 비만이 되면 애초에 증가한 지방세포 수의 크기가 커지는 것이기 때문에 중증 비만이 될 수 있다. 그러므로 소아 및 청소년기에 엄격한 식사 조절과 운동 습관으로 비만을 관리하는 것은 미래 건강을 위해 매우 중요하다.

(2) 성인형 비만 (지방세포 비대형)

지방세포가 커지긴 해도 세포 수가 증가하지 않는 비만으로 대개 복부를 중심으로 분포한다. 만약 소아 비만 없이 성인이 된 이후에 비만이 되었다면 다이어트를 해서 지방세포의 크기를 축소시킬 수 있다.

3) 원인에 따른 유형

(1) 1차적 비만

정상 상태에서 섭취한 에너지가 신체의 대사 및 활동에 사용되는 에너지보다 많아 체내에 지방으로 축적되어 생기는 비만이다.

(2) 2차적 비만

내분비장애, 시상하부의 기능 이상 같은 내과적 질환에 의해 생기는 비만을 말한다. 이 비만은 선행된 질환을 치료해야만 해결이 가능하다.

5. 비만의 종류

1) 성인 비만

(1) 남성

성인 남성의 비만은 주로 복부에 집중적으로 체지방이 쌓이는 형태로 나타난다. 이를 두고 흔히 똥배라고 부르는데, 과거에는 불룩 나온 배를 부의 상징이니 인격이니 하면서 자랑할 정도로 대수롭지 않게 여겼다. 하지만 현대의학에서는 성인 남성의 복부 비만을 매우 심각하게 바라보고 있다. 왜냐하면 성인 남성의 복부 비만은 주로 복강 내에 지방이 축적되어 나타나기 때문이다.

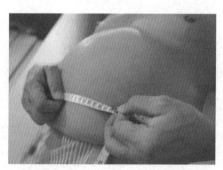

〈남성형 비만 – 주로 복부 비만이 많다〉

성인 여성의 복부 비만은 피하에 지방이 쌓여 뱃살이 축 처지지만, 성인 남성의 복부 비만은 내장비만으로 배가 빵빵하게 불러오는 형태이다. 바로 이러한 내장비만이 고혈압, 당뇨병, 심장 질환 같은 각종 성인병과 밀접한 연관이 있는 대사증후군의 원인이 된다. 이에 따라 요즘에는 허리둘레 관리에 신경 쓰는 사람이 부쩍 늘었는데, 대사증후군을 판단하는 기준은 남성 36인치, 여성 34인치이다.

(2) 여성

폐경 이전의 여성은 여성 호르몬 분비로 남는 지방이 주로 엉덩이, 허벅지, 유방, 아랫배에 피하지방 형태로 축적된다. 이처럼 주로 하체에 지방이 쌓이는 이유는 진화론적 관점에서 출산을 위한 에너지 비축이라는 측면도 있다. 따라서 무리한 다이어트를 통해 하체의 체지방을 빼내면 임신과 출산이 힘들어질 수도 있으므로 다이어트 방법을 신중하게 선택해야 한다.

한편 폐경 이후의 여성은 여성 호르몬 감소로 남는 지방이 남성처럼 주로 복부에 축적되어 상체 비만으로 변화될 확률이 높다.

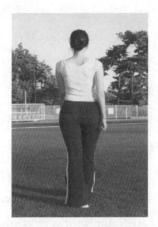

〈여성형 비만 – 젊은 여성은 호르몬 작용으로
하체 비만이 많다〉

2) 산후 비만

　임신과 출산이라는 과정을 거치면서 임신 후의 체중
이 임신 전보다 10퍼센트 이상 증가된 상태가 출산 후
에도 6개월 이상 지속되는 것을 산후 비만이라고 한다.
임신한 여성은 누구나 건강한 아기를 낳는 것과 더불
어 출산 후에도 처녀 때의 몸매가 그대로 유지되기를

바란다. 그런데 상당수의 여성이 출산 후에 몸무게가 이전으로 돌아가지 않는 난처한 상황에 놓이고 만다. 이때 대다수의 여성은 자신의 몸무게가 처녀 때보다 늘어난 것을 보고 출산으로 인해 자신이 뚱뚱해졌다고 생각하며, 비만의 원인을 임신에 돌린다.

그러나 우리가 제대로 인식해야 할 사실은 산후 비만의 원인이 아이를 몇 명 낳았느냐가 아니라, 임신 중과 출산 후에 얼마나 체중 관리를 잘했느냐에 달려 있다는 것이다. 그렇다면 산후 비만의 직접적인 원인은 무엇이며, 또한 그것을 막기 위한 올바른 체중 관리란 대체 무엇을 의미하는 걸까?

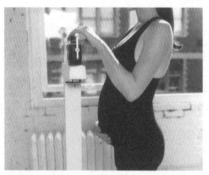

〈임신중에도 적절한 체중관리는 필요하다〉

(1) 산후 비만의 원인

① 임신 중 영양의 과잉섭취

과거 먹을거리가 부족하던 시절에는 임신부의 영양 부족이 저체중아처럼 태아에게 위협적인 결과를 불러오는 요인이었기 때문에, 임신부는 무조건 잘 먹고 또한 많이 먹어야 한다는 것이 일반적인 인식이었다. 하지만 먹을거리가 풍부한 요즘에는 임신부가 많이 먹는 것을 두고 마냥 좋다고 말할 수는 없다. 오히려 태아가 과체중이 되면 정상적인 분만이 어려워지는 것은 물론, 산모와 태아의 안전에 문제가 생길 수도 있다. 따라서 영양 과잉보다 균형 있는 영양 공급이 더 중요하다.

② 출산 후 모유 수유를 기피하는 습관

임신을 했을 때 약 12킬로그램의 체중이 증가하는 것은 자연스러운 현상이다. 이는 대략 태아·태반·양수가 5킬로그램, 자궁과 유방 확대가 3킬로그램, 그리고 나머지 3킬로그램은 축적된 피하지방이다. 이 피하지방은 임신 중의 태아와 출산, 출산 후의 모유를 위해 필요한 에너지를 인체에 저축한 것이다. 실제로 지방은 24시간 내내 태아에게 영양을 주는 주요 공급원이기 때문에 임신 중 산모의 몸은 많은 양의 지방을 추가로 축적하려는 경향이 있다. 이러한 피하지방은 어느 정도는 꼭 필요하지만 과도한 피하지방과 체지방 축적은 임신 중 비만으로 이어지므로 주의해야 한다.

만약 임신부가 필요 이상의 지방 섭취로 배, 엉덩이, 허벅지가 비만이 되었다면 출산 후의 모유 수유를 통해 어느 정도 체중을 조절할 수 있다. 일단 모유를 수유하면 약 1,000킬로칼로리의 열량이 추가로 소모되므로 자연스럽게 지방이 분해 되고, 2차적으로 유두가 자

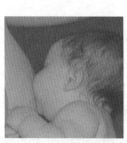

〈산모의 체중조절에도
도움이 되는 모유수유〉

극을 받아 자궁이 수축되며 복부 근력의 탄력이 높아져 임신 전의 몸매를 회복하는 데 도움이 된다. 이처럼 모유 수유를 한 산모는 분유 수유를 한 산모보다 약 3킬로그램의 체중이 덜 나가게 된다.

③ 출산 전과 후의 신체 활동 감소

우리나라 사람들은 일단 임신을 하면 임신 중이나 출산 후에도 절대적인 휴식을 취하는 것이 최상의 몸 관리라고 생각한다. 물론 임신 초기나 산후 한 달 정도는 태아와 산모의 건강을 위해 안정을 취하는 것이 중요하지만, 그것이 지나치면 오히려 비만이라는 역효과가 날 수도 있음을 염두에 둬야 한다. 만약 임신 중에 비만이 되면 고혈압과 부종을 일으키는 임신중독증, 임신성 당뇨병, 고지혈증, 지연 분만, 분만 시 과다 출혈 등의 문제가 일어날 수 있다.

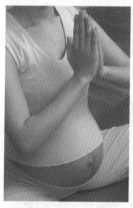

〈임신중에도 가벼운 운동은
아기와 산모에게 좋다〉

따라서 임신 중이나 산후 조리를 할 때 체중 조절을 위해 적절한 운동이나 신체 활동을 해주는 것이 태아와 산모에게 유익하다. 특히 출산 후의 적절한 신체 활동은 출산 6개월 후부터 과거의 몸 상태로 돌아가는 데 많은 도움을 준다.

산후 비만을 예방하려면 무엇보다 임신 초기부터 균형 있는 영양 섭취와 적절한 운동으로 체중을 관리해야 한다. 비만하지 않은 여성은 임신과 더불어 11~15킬로그램, 비만인 여성은 7~11킬로그램 증가하는 것이 가장 적당하다.

(2) 예방을 위한 행동

산후 초기에는 기초대사율이 매우 높기 때문에 출산후 3개월 안에 체중을 감소시키는 것이 가장 효과적이다. 따라서 출산 후의 비만을 예방하기 위해 다음과 같이 행동하는 것이 좋다.

① 모유 수유를 한다.
② 임신 중에 생긴 나쁜 식습관을 고친다.
③ 출산 후 2주일부터 걷기 운동을 시작한다.
   이후 하루 30분씩 꾸준히 할 수 있는 운동을 한다.

④ 적은 양으로 자주 먹되 균형 있는 영양소를 섭취한다.

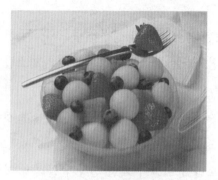

〈간식으로는 신선한 계절과일을 조금씩
자주 먹어주어 폭식을 막자〉

3) 소아 비만

소아 비만의 특징은 지방세포 수와 지방세포 크기가
함께 증가한다는 데 있다. 이러한 특징 때문에 소아 비
만이던 사람은 성인이 되어서도 비만이 될 확률이 매
우 높고, 그로 인한 합병증의 그늘에서 평생을 보낼 수
도 있다. 그러므로 소아 비만을 성인 비만보다 더욱 심
각한 질환으로 여기고 부모들의 각별한 관심과 관리가
필요하다.

4) 청소년 비만

서구화한 음식 문화와 성적을 중요시하는 학교 문화 속에서 살아가는 한국의 청소년들은 자연스럽게 운동 부족으로 피하지방이 쌓이게 되고 이것이 비만으로 이어진다. 이로 인해 사춘기가 빨리 나타나는 것은 물론 고혈압, 당뇨병 같은 성인병이 일찍 발병하기도 한다. 일단 청소년이 비만이 되면 신장과 골격에 변화가 찾아오고 심지어 정신적 장애까지 나타날 수 있으므로, 어린시절부터 적정한 체중을 유지하도록 잘 관리해야 한다.

5) 수험생 비만

21세기의 대한민국 수험생들은 가히 인생에서 가장 고통스러운 세월을 보내고 있다고 해도 과언이 아니다. 입시 전쟁에 따른 긴장감, 스트레스, 수면 부족 등으로 한창 시절을 그늘 속에서 보내야 하기 때문이다.

그 전쟁에서 살아남기 위해 받는 스트레스는 간혹 폭식 같은 불규칙한 식사로 나타나며, 여기에 학습으로 인한 운동량 부족이 더해져 비만이 찾아오기도 한다.

아무리 공부에 쫓기더라도 식사만큼은 가급적 여유롭게 한다. 몸은 식사 후 20~30분 안에 포만감을 느끼므로 과식을 피할 수 있다. 또한 스트레스 해소를 위해 오락에 가까운 재미있는 유산소 운동으로 몸의 긴장을 풀어 줄 필요가 있다.

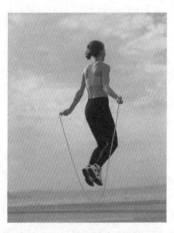

〈틈틈이 할 수 있는 줄넘기 등의 유산소 운동은
스트레스해소와 체력증강에 도움이 된다〉

6. 비만으로 인한 질병

>> 비만으로 체중이 늘어나면 우리 몸은 비대해진 만큼 더 많은 양의 혈액을 원하게 된다. 이때 심장은 말단 세포까지 혈액을 공급하기 위해 예전보다 더 열심히 펌프질을 해야 하기 때문에 늘 피곤하게 된다. 이런 이유로 비만이 되면 우리 몸의 심장과 혈관 전체에 과부하가 걸려 심혈관계 질환과 각종 합병증이 발생하는 것이다.

(1) 고혈압
비만을 일으키는 피하지방이 혈관을 눌러 자연스럽게 혈압이 상승하게 된다.

(2) 고지혈증과 심장 질환
비만이 되면 체내에 지방이 쌓이고 콜레스테롤이나 중성지방 같은 지방 성분이 혈액으로 흘러들어 가게 된다. 이것이 고지혈증으로 이는 협심증과 심근경색 같은 심장병의 원인이 된다.

(3) 당뇨병

비만인 사람은 정상인보다 당뇨병에 걸릴 확률이 네 배 이상 높다고 한다. 당뇨병은 여러 가지 원인에 의해 췌장에서 인슐린을 적게 분비하거나 충분히 분비할지라도 제대로 이용하지 못할 경우 발생하는데, 비만은 이 인슐린의 기능을 떨어뜨린다. 인슐린이 제 기능을 못하는 것을 두고 '인슐린 저항성이 높아진다'고 말하며, 이렇게 되면 고인슐린혈증이 생기고 이것은 당뇨병의 원인이 될 수 있다.

(4) 지방간 및 간 기능 이상

혈액에 인슐린이 많아지면 잉여 에너지원이 중성지방 형태로 간에 축적되어 지방간이 발생한다. 이것이 심해지면 만성피로와 복부 불쾌감 등 간 기능 이상이 나타난다.

(5) 담석증

비만인의 담석증은 정상인의 2.5배에 달한다. 특히 이러한 현상은 여성 비만인에게 더욱 뚜렷하게 나타난다.

(6) 관절 질환

비만으로 과다 체중이 되면 관절에 무리가 가기 때문에 관절염이 일어나기 쉬우며 통풍성 관절염이 나타나기도 한다.

(7) 암

체질량지수가 30 이상이면 암 발생률이 두 배로 높아진다고 한다.

(8) 호르몬의 불균형

비만은 여성 호르몬의 균형을 깨뜨려 여드름 같은 피부 질환이나 생리불순 혹은 불임 등의 산부인과 질환을 유발한다.

(9) 심리적 문제

비만으로 인한 뚱뚱한 외모를 부끄럽게 여기면 대인관계가 위축되고 취업, 결혼 및 성생활에 제약을 받기도 한다. 이것이 심해지면 불안이나 우울증 같은 정신과적 문제가 나타날 수 있다.

7. 비만의 원인

>> 21세기에는 비만도 만성질환의 하나이자 또 다른 만성질환을 일으키는 원인으로 취급받고 있다. 사실 고혈압이나 당뇨병 같은 만성질환은 어느 정도 그 원인이 밝혀져 있다. 대체로 부모로부터 질병에 잘 걸릴 수 있는 유전자를 물려받고 여기에 환경적 요인이 결합해 그런 만성질환이 발병한다고 한다. 그렇다면 21세기 만성질환의 하나인 비만도 유전적 요인과 환경적 요인이 그 원인일까?

1) 유전적 요인

쌍둥이는 어릴 때부터 떨어져 살아도 나중에 비슷한 체형을 갖는 것처럼 비만을 일으키는 유전자를 무시할 수는 없다. 일반적으로 부모 모두가 비만일 경우에는 80퍼센트, 부모 중 한쪽이 비만일 경우에는 자녀의 60퍼센트가 비만이 된다. 특히 어머니가 비만이면 아버

지가 비만일 경우보다 자녀의 비만 확률이 세 배 이상 더 높다고 한다. 이것은 어쩌면 집안에서 함께 생활하는 시간이 더 많은 어머니의 식생활 습관을 닮기 때문인지도 모른다.

2) 환경적 요인

(1) 잘못된 식습관

① 탄수화물 과잉섭취

우리 몸은 중요한 에너지원으로 글루코스(glucose)라는 당을 이용하는데, 이 글루코스는 우리가 주로 먹는 밥, 밀가루, 떡, 설탕 같은 탄수화물이 분해 되어 만들어진다. 밥을 오래 씹으면 단맛이 나는 것처럼 다당류인 탄수화물이 분해 되면 단당류인 글루코스가 된다.

문제는 탄수화물 과잉섭취로 인슐린에 의해 에너지로 만들어지는 글루코스가 남아돌면, 이것이 지방으로

전환되어 우리 몸에 저장된다는 데 있다. 물론 음식물
이 공급되지 않을 경우, 우리 몸은 이 지방을 다시 분
해해 에너지원으로 쓰지만 그렇지 않을 경우에는 결국
몸 안에 고스란히 쌓여 비만을 초래한다.

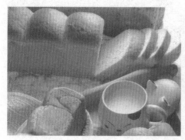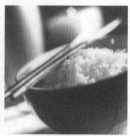

〈과잉섭취된 탄수화물은 지방으로 전환되어 저장된다〉

② 불규칙한 식사

현대인은 흔히 다이어트를 한다는 명목으로 아침을
거르거나 바쁘다는 이유로 식사를 건너뛰는 경우가 많
다. 이런 현상이 자주 반복되면 우리 몸은 만일의 기아
상태를 대비해 정상적인 식사를 하더라도 보다 많은
양의 에너지를 미리 비축해 두려고 한다. 이로 인해 지
방 축적이 가속화하고 이는 비만으로 이어진다.

③ 서구식 식습관

경제적 풍요와 더불어 가계의 외식비 비중이 늘어나면서 고지방, 고칼로리, 고당분의 서구식 음식문화가 빠르게 일반화하고 있다. 이에 따라 한국인의 체형 역시 서구화, 비만화하고 있는데 이는 햄버거와 인스턴트식품 같은 정크푸드를 즐겨 섭취하고, 김치나 나물처럼 전통식이 제공하는 섬유질 섭취가 줄어들면서 자연스럽게 나타난 현상이다. 특히 패스트푸드식품은 대부분 칼로리와 지방의 함량이 높아 영양의 불균형을 초래하는 동시에 비만을 가속화할 수 있다.

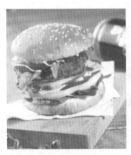

〈고지방, 고칼로리
패스트푸드〉

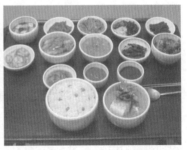

〈현미와 나물위주의 한식은
다이어트에 가장 이상적인 식단이다〉

④ 야식 습관

우리 몸은 낮보다 밤에 활동량이 줄어들기 때문에 저녁식사 후에 섭취된 당분은 충분히 이용되지 않고 지방으로 저장되기 쉽다. 또한 밤에는 낮보다 인슐린 효율성이 떨어지므로 같은 당분을 흡수하더라도 인슐린 분비가 많아 지방으로 더 축적된다.

⑤ 회식과 음주 문화

한국의 직장인들은 유난히 퇴근 후에 술과 함께하는 회식 문화가 발달해 있다. 문제는 대다수의 회식이 저녁식사에 삼겹살과 술을 곁들인 형태로 이루어진다는 데 있다. 알코올은 칼로리는 높지만 영양소를 함유하고 있지 않으며, 일단 우리 몸에 들어오면 다른 영양소보다 우선적으로 연료로 사용되는 성질이 있다. 따라서 술과 함께 먹은 영양분은 고스란히 지방으로 축적되어 비만으

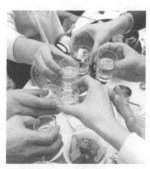

〈알코올은 칼로리 높은 안주의 흡수율을 높인다〉

로 이어질 가능성이 크다.

(2) 운동 부족

　비만은 기본적으로 영양 공급과 소비의 균형이 깨져서 생긴 질환이다. 따라서 아무리 음식을 적게 먹더라도 열량 소비가 공급보다 적으면 비만 문제는 절대 해결되지 않는다. 나아가 열량을 소비하는 운동이 부족하면 우리 몸은 활동대사량뿐 아니라 기초대사량마저 떨어져 더욱더 체내에 지방이 쌓이게 된다. 그러므로 기초대사량을 유지하는 것은 물론 그것을 높이기 위해서라도 꾸준한 운동이 필요하다.

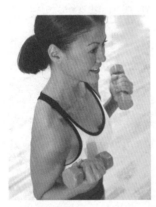

〈웨이트 트레이닝은 기초대사량을 높여
쉽게 살찌지 않는 몸으로 만든다〉

먹으면서 살을 빼는
건강한 다이어트

(3) 스트레스

흔히 스트레스를 받으면 뚱뚱해진다고 하는데, 여기에는 그럴 만한 과학적 근거가 있다. 스트레스를 받으면 우리 몸에서 스트레스호르몬인 코르티솔(cortisol)이 분비되는 것이다. 인체가 환경에 의해 지나친 스트레스를 받으면 코르티솔이라는 호르몬이 혈액 내에 많이 분비되고, 이에 따라 식욕이 증가해 지방이 축적된다.

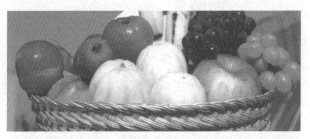

〈빠른 정서적 안정을 원하는 뇌의 작용으로 인해 식탐이 일어날땐 고칼로리, 고탄수화물인 케익, 과자류보다는 계절과일을 선택하자〉

(4) 약물 부작용

에스트로겐, 경구피임약, 항우울제, 항히스타민제 등

은 체중을 증가시킬 수 있다.

(5) 호르몬 이상

갑상선 기능 저하증으로 갑상선 호르몬 분비가 줄어들면 우리 몸의 기초대사량과 지방을 분해하는 능력이 떨어져 비만이 되기 쉽다. 또한 여성 호르몬인 에스트로겐은 지방의 합성과 관련이 있다. 이 호르몬은 폐경기 이전에는 임신을 위한 에너지 비축으로 가슴, 엉덩이, 허벅지에 피하지방을 많이 만들지만 폐경기 이후에는 그 분비가 줄어든다. 이에 따라 상대적으로 남성 호르몬의 영향을 받게 되어 남는 지방이 복부의 내장 지방으로 축적된다. 특히 섬유질이 지방을 둘러싸 피부가 귤껍질처럼 울퉁불퉁해지는 셀룰라이트(cellulite, 지방·물·노폐물로 된 물질이 신체의 특정 부위에 뭉쳐 있는 상태)는 여성에게 많은데 이것도 여성 호르몬인 에스트로겐과 밀접한 관계가 있다.

다이어트의 현실

제2장

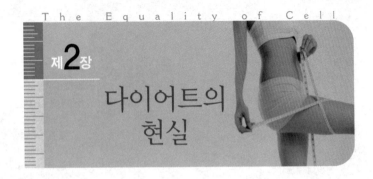

제**2**장

다이어트의
현실

>> 다이어트란 만성질환인 비만으로 나
빠진 건강과 미용을 위해 먹는 것을 제한하고, 운동량
을 늘려 자신에게 맞는 적정한 체중으로 감량한 다음
그것을 꾸준히 유지하는 것을 말한다. 그렇다면 21세
기를 살아가는 한국인은 과연 이 정의에 맞는 다이어
트를 하고 있을까? 다이어트에 도전한 많은 사람이 요
요 현상으로 중도에 포기하는 이유는 무엇일까? 대체
무엇이 잘못된 것일까? 지금부터 이 문제를 하나하나
짚어보자.

1. 몸짱 열풍

》 '몸짱'은 몸매가 아주 좋다는 의미로 21세기 들어 참살이(웰빙)라는 세계적인 트렌드를 등에 업고 마치 열풍처럼 대한민국을 뒤덮었다. 특히 이것은 인터넷과 대중매체가 발달한 대한민국의 특성과 맞물려 2003년 이후 급속도로 번져 나갔다. 처음에는 연예인들의 미끈하면서도 탄력 넘치는 몸매가 영화와 텔레비전에 등장하는가 싶더니 나중에는 어느 평범한 주부의 몸매 관리법이 인터넷에 소개되면서 하나의 신드롬(syndrome : 의학용어로 인과관계가 불확실해 특정 병명을 붙이지는 못하지만, 공통적으로 나타나는 어느 하나의 병적인 증상을 통틀어 가리키는 말이며 증후군(症候群)이라고도 한다. 최근에는 의학을 넘어 인문학 용어로 확장되면서 사회, 경제, 문화에서 병적인 유행 현상)으로 자리 잡았던 것이다.

이후 한국은 이 신드롬에 편승해 먹는 음식에서부터 가전제품, 운동, 다이어트 제품, 심지어 아파트에 이르기까지 조금이라도 건강에 관련된 상품이면 무조건

'웰빙'과 '몸짱'이라는 이름을 붙여 팔기 시작했다. 사람들이 이 새로운 유행어에 광적인 모습을 보이자 대한민국에 웰빙과 다이어트 시장이 엄청나게 형성되었던 것이다.

그러나 이 신조어를 맹신하는 소비자들로 인해 검증되지 않은 웰빙 상품이 우후죽순 생산되면서 점차 폐단이 발생하기 시작했다. 더불어 몸짱으로 대변되던 다이어트는 진정한 웰빙의 의미를 잃고 이익만 추구하는 사람들의 돈벌이 수단으로 전락하고 말았다. 웰빙을 추구하며 다이어트를 시행하던 사람들이 잘못된 트렌드에 이끌려 웰빙은 온데간데없고 단순히 체중을 몇 킬로그램이나 감량할 수 있는가에만 혈안이 되었던 것이다.

그렇다면 잘못된 다이어트로 그 의미가 많이 퇴색한 웰빙의 진정한 의미는 무엇일까?

웰빙(well-being)은 1980년대 유럽에 등장한 슬로푸드

(slow food) 운동, 그리고 1990년대 미국에 나타난 부르주아의 물질적인 이로움과 보헤미안의 정신적인 풍요를 함께 누리자는 보보스(bobos)족을 거치면서 2000년대 이후에 완성된 문화이다. 한마디로 이것은 신체적, 정신적 건강의 조화로 행복한 인생을 영위하려는 삶의 유형과 양식을 말한다.

이처럼 웰빙은 육체적·정신적인 면에서 모두 건강하게 살아가자는 것이지만, 현재 온갖 다이어트 열풍의 진원지에 가보면 대부분 신체와 정신의 건강을 외면한 채 단지 시각적인 체중 감량만 강조하고 있다. 탓에 지금은 어디를 가도 '2개월에 20킬로그램 감량', '단기간에 쉽게 살 빼는 법' 등의 다이어트 광고 문구를 어렵지 않게 볼 수 있다.

하지만 어디에서도 신체의 건강, 정신적 안정, 행복한 인생 같은 웰빙의 개념을 찾기 힘들다. 아니, 몸짱의 개념에서는 이미 웰빙이 사라진 지 오래되었다. 21세기 한국의 감각적이면서도 시각적인 풍조가 몸짱에서 비주얼(visual)만 남기고 진정한 웰빙 열풍을 저 멀리 날려버린 것이다. 전문가의 한 사람으로서 참으로 안타깝게 생각한다.

2. 잘못된 다이어트 상식

1) 지금은 살이 쪘지만 이것 하나만 하면 얼마든지 체중을 감량할 수 있다

(1) 약만 먹으면 살을 뺄 수 있다

다이어트 관련 연구자의 조사 보고에 따르면 살 빼는 약의 80퍼센트가 마약 성분을 함유하고 있다고 한다. 그 이유는 많은 다이어트 관련 약품이 마약류인 향정신성의약품 작용 중 하나인 식욕억제 기능을 응용해 비만 치료제를 만들기 때문이다. 일단 식욕억제제를 복용하면 살은 빠지겠지만 부작용으로 인해 이러한 성분이 들어간 치료제를 장기간 복용할 수는 없다. 이에 따라 약을 복용하다가 중단하면 본래의 몸무게로 돌아오고 몸 상태는 오히려 더욱 나빠지고 만다.

이런 이유로 비만약으로는 절대 비만 문제를 근본적으로 해결할 수 없다. 물론 고도 비만으로 진단받은 환자의 경우에는 의사가 향정신성 식욕억제제를 처방할 수도 있지만, 식약청과 대한비만학회는 그 복용 기간이 1개월을 넘지 않도록 권하고 있다. 또 다른 비만 치료제에 대해서는 뒤에 나오는 〈3.비만 치료제의 실체〉에서 다루도록 하겠다.

(2) 굶으면 살을 뺄 수 있다

당연한 일인지도 모르지만 굶는 것은 체중을 떨어뜨리는 가장 확실하고 즉각적인 방법이다. 문제는 이것이 외형적으로는 쉽게 체중을 떨어뜨리지만 내부적으로는 요요 현상의 주요 요인으로 작용한다는 데 있다.

인체는 외부에서 영양분이 공급되지 않으면 기존에

갖고 있던 최소의 에너지로 몸을 유지하고자 한다. 그
렇게 하기 위해 우리 몸은 우선 몸무게를 줄이고, 그
다음으로는 기본적으로 쓰이는 기초대사량을 줄여나
간다. 이때 안타깝게도 우리 몸은 지방이 아니라 근육
의 양을 먼저 줄여버린다.

근육량이 줄어들면 자연스럽게 기초대사량이 떨어지
고, 기본적인 에너지 대사량이 줄어든다는 것은 언제
든 다시 살이 더 찔 수 있는 개연성에 무방비로 노출된
다는 것을 의미한다. 그러므로 단순히 굶어서 살을 빼
려는 것은 잘못된 생각이며, 설사 단식으로 살을 뺄지
라도 다시 체중이 늘어나는 상황이 반복되면서 몸이
상하고 만다.

다른 한편으로 음식 제한은 영양소와 에너지원 부족
으로 이어지고, 이것은 오히려 식욕이 증가하게 만들
어 결국 폭식을 불러오고 만다. 폭식이 가져오는 결과
는 말하지 않아도 잘 알 것이다.

먹으면서 살을 빼는
건강한 다이어트

(3) 운동만으로도 살을 뺄 수 있다

결과부터 말하자면 운동은 살을 빼는 데는 도움을 주지만 절대 다이어트 만병통치약이 아니며, 살을 빼는 것보다 체중을 유지시키는 개념에 더 가깝다. 물론 하루에 한 시간씩 한 달간 러닝머신 위를 열심히 달리면 약 1만 5,000킬로칼로리를 소비할 수 있다. 체지방 1킬로그램을 줄이기 위해서는 약 7,000킬로칼로리의 소비량이 필요하므로, 이 정도의 운동으로도 수치상으로는 한 달에 2~3킬로그램의 체지방을 감량할 수 있다.

하지만 현실적으로 매일 한 시간씩 유산소 운동을 하는 사람은 극히 드물며, 설사 있다고 할지라도 우리 몸은 운동 뒤에 소비된 에너지만큼 그것을 보충하려는 항상성(恒常性)이 있기 때문에 음식 섭취를 더 강하게 요구하게 된다. 이때 사람들은 대개 '운동을 했으니 괜찮겠지' 하는 보상심리로 음식에 대한 욕구를 쉽게 받아들여 평소보다 더 많은 양의 음식을 섭취한다. 이에 따라 잘못된 운동 습관을 들이면 오히려 살이 더 찌게 되거나 심지어 몸을 망칠 수도 있다.

　결국 제대로 된 다이어트를 위해서는 적당하면서도 지속적으로 할 수 있는 운동과 함께 반드시 식이요법을 병행해야 한다. 무엇보다 운동은 체중 감량보다 줄어든 체중을 유지하려는 목적으로 해야 한다.

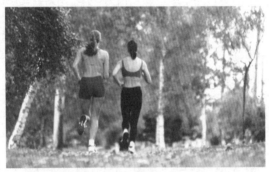

〈운동으로 소모되는 칼로리는 생각보다 적다〉

(4) 사우나를 하면 살을 뺄 수 있다

　사우나나 반신욕으로 땀을 흘리고 난 뒤에 체중을 재면 일시적으로 몸무게가 줄어든 것을 눈으로 확인할 수 있다. 하지만 이것은 체지방이 빠진 것이 아니라 몸

먹으면서 살을 빼는
건강한 다이어트

속의 수분이 빠져나간 것으로 엄밀히 말하면 다이어트와 관계가 없다. 오히려 체내에 필요한 무기질들이 땀과 함께 배출돼 심장에 무리를 줄 수 있으므로 고혈압, 당뇨 환자들은 각별히 주의해야 한다.

(5) 칼로리 조절만으로도 살을 뺄 수 있다

칼로리란 음식에 들어 있는 탄수화물, 단백질, 지방, 알코올 등이 체내에 들어온 뒤 분해 되었을 때 얻게 되는 에너지를 숫자로 표시하기 위한 측정 단위를 말한다. 1킬로칼로리(㎉)는 1기압에서 물 1리터를 14.5도에서 15.5도로 올리는 데 필요한 에너지로 탄수화물과 단백질 1그램은 4킬로칼로리, 지방은 9킬로칼로리의 열량을 갖는다.

한국인의 하루 평균 에너지 소요량은 성인 남성이 2,500킬로칼로리, 성인 여성이 2,000킬로칼로리인데 보통 이 수치 이상으로 에너지를 섭취하면 비만에 걸린다고 한다. 이에 따라 다이어트를 하는 사람들은 대개 칼로리를 일일이 계산하면서 음식을 섭취하려고 한다.

물론 칼로리만 낮춰도 체중을 어느 정도 줄일 수는 있다. 하지만 칼로리만 계산하는 다이어트는 음식을 단순히 숫자로 보게 만들어 신체가 필요로 하는 영양소의 불균형을 야기할 수 있다. 계속되는 영양의 불균형은 지속적인 허기를 불러와 폭식으로 이어지는 것은 물론, 기초대사량이 낮아져 설사 정상적인 식사를 하더라도 쉽게 살이 찌고 만다.

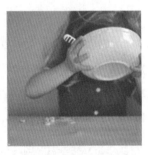

〈칼로리 계산과 절식의 스트레스는 폭식과 요요를 부른다〉

(6) 부분적으로 살을 뺄 수 있다

체지방이 줄어드는 것은 몸 전체에서 동시에 일어나는 과정이기 때문에 지방흡입 같은 외과적인 수술을 하지 않으면 부분적으로 살을 빼는 것은 불가능하다.

특정 부위의 근육을 단련하기 위해 꾸준히 운동을 하면 늘어진 군살을 탄탄하게 만들 수는 있지만, 다이어트의 목적인 체지방을 줄일 수는 없는 것이다.

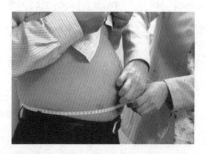

〈윗몸일으키기를 30개 하는 것보다 10분 동안 걷는 게
뱃살을 빼는 데 더 효과적이다.
부위별 운동보다는 전체 칼로리 소모량이 중요하다〉

2) 내 의지력이 약해서
   다이어트에 실패하는 것이다

다이어트는 식습관과 생활 습관의 잘못으로 생긴 비만을 치료하기 위해 먹는 것을 제한하고, 운동량을 늘려 자신에게 맞는 적정한 체중으로 감량한 뒤 그것을

꾸준히 유지하는 것을 말한다. 말 그대로 다이어트는 잘못된 식습관과 생활 습관을 바르게 고쳐 자신에게 맞는 적정한 체중을 꾸준히 유지하는 것이다! 그런데 21세기 한국 다이어트의 현주소는 어떠한가?

무엇보다 '빨리빨리'를 좋아하는 국민성과 다이어트에 대한 잘못된 인식으로 체중 조절을 하는 사람이나 그것을 지키는 사람 모두 숫자로 확인되는 빠른 결과만 원하고 있다. 이로 인해 다이어트라고 하면 무조건 일정 기간 좋아하는 음식과 생활을 참아야 하는 혹독한 고난으로 인식하고 있다.

이처럼 먹고 싶은 음식을 억지로 참고 하기 싫은 운동을 힘들게 하는 다이어트는 결국 99퍼센트 실패하고 만다. 다이어트는 결코 의지력 테스트가 아니다. 다이어트란 넘치는 것을 줄이고 부족한 것을 보충해 그것을 적정하게 유지하는 것을 말한다. 따라서 짧은 시간에 급격히 감량하려는 노력은 당연히 실패할 수밖에 없다.

설사 일시적으로 다이어트에 성공할지라도 그것을 지속적으로 유지하는 것은 그야말로 고난에 가깝다. 우리 몸이 그것을 쉽게 받아들이지 않기 때문이다. 인체가 어떤 새로운 변화에 적응하려면 시간이 필요하다.

결국 다이어트에 실패하는 것은 의지력이 약해서가 아니라 잘못된 방법 때문이다. 오랜 기간 잘못된 습관에 길들여진 몸은 단기간에 바뀌지 않는다. 그러나 지속적인 유지에 중심을 둔 올바른 다이어트 방식을 실천하면 작은 의지력과 동기부여로도 얼마든지 성공할 수 있다.

3) 돈을 많이 들이면 살을 뺄 수 있다

실제로 고가의 다이어트 프로그램은 100만 원에서부터 1,000만 원이 넘는 것까지 매우 다양하다. 하지만 많은 돈을 투자해 살을 뺐을지라도 자신의 노력이 없으면 그것은 절대 유지되지 않는다. 올바른 다이어트란 감량된 체중을 유지하는 것을 의미하므로 지속적인 다이어트를 위해 고비용을 계속해서 지불할 수 있느냐를 따져봐야 할 것이다. 만약 고가의 다이어트 비용을 계속 지불할 수 없다면 일시적인 체중 감량은 별다른 의미가 없다. 그것은 단지 자신에게 맞지 않는 다이어트 프로그램일 뿐이다. 올바른 다이어트는 최소 비용으로 계속해서 진행할 수 있어야 가능하다.

4) 모든 다이어트에는 요요가 발생한다

요요 현상은 모든 다이어트에 발생하는 일반적인 결과물이 아니라, 실패한 다이어트에만 생기는 현상이다. 어디까지나 단기간에 무리하게 살을 뺀 탓에 그 부작용으로 나타나는 현상일 뿐이다. 따라서 단기간의 급격한 체중 감량이 아닌 진정한 다이어트의 정의에 맞게 지속적인 유지에 목적을 둔다면 요요 현상은 발생하지 않을 것이다.

3. 비만 치료제의 실체

　　　》 현대인이 앓고 있는 만성질환은 대부분 유전적 요인과 환경적 요인에 의해 발생한다고 해도 과언이 아니다. 그런데 만성질환 치료제는 대개 유전과 환경적 요인에 대해 근본적인 치료를 해주는 것이 아니라, 대증요법으로 증상을 일시적으로 완화시켜주는 것에 불과하다.

　이처럼 만성질환 치료제는 근본적인 치료보다 지속적으로 관리를 해주는 특징을 보이기 때문에, 의사는 환자에게 평생 약을 먹기를 권하고 환자의 입장에서는 일단 복용하기 시작하면 쉽게 끊을 수 없는 것이다. 대표적으로 고혈압 환자가 혈압 강하제를 계속 복용하다가 갑자기 끊으면 혈압이 더 오를 수 있고, 당뇨 환자가 혈당 강하제를 매일 복용하다가 중단하면 오히려 혈당이 상승할 수 있다. 이에 따라 만성질환 치료제는 일반적으로 평생 복용을 권고 받는다.

그렇다면 21세기의 또 다른 만성질환으로 불리는 비만 치료제는 어떠할까? 비만 역시 유전과 환경적 요인이 결합해 생기는 일종의 만성질환인데, 그렇다면 비만 치료제도 다른 약과 마찬가지로 평생 복용해야 하는 것일까? 앞서 말했듯 식약청과 대한비만학회는 식욕억제제를 한 달 이상 복용하지 않도록 권한다. 그 이유는 살 빼는 약의 80퍼센트가 마약 성분을 함유한 향정신성 식욕억제제이기 때문이다. 이러한 약을 계속해서 복용할 경우 약효만큼이나 부작용이 나타날 확률도 높다.

그러면 비만 치료제로는 어떤 약이 있으며 어떠한 부작용을 일으키기에 지속적인 복용을 권장하지 않는지 그 이유를 알아보자. 일단 미국 식품의약국(FDA)에서 승인한 비만 치료제 성분에는 두 가지가 있는데, 그것은 시부트라민(sibutramine)과 올리스타트(orlistat)이다.

(1) 시부트라민

한국에서 가장 흔하게 처방되는 성분이다. 원래 우울증 치료제로 개발되었지만 그 부작용으로 체중 감소가 확인되면서 1997년 비만 치료제로 사용할 수 있도록 허가를 받았다. 시부트라민은 포만감을 느끼게 하는 신경전달물질인 세로토닌(serotonin)의 혈중 농도를 높여 평소보다 20퍼센트 적게 먹어도 배가 부르게 만든다. 부작용으로 우울증, 두통, 불면증, 메스꺼움, 변비 등이 생길 수 있다.

(2) 올리스타트

지방 흡수를 억제하는 약으로 지방 분해 효소인 리파아제(Lipase)를 억제해 섭취한 지방의 30퍼센트가 소화되지 않고 그대로 배설되도록 만든다. 부작용으로는 잦은방귀, 지방변, 변실금, 대변량 증가 등이 생길 수 있고 지용성 비타민의 흡수를 저해해 비타민(A, D, E, K)의 결핍이 생길 수 있다.

(3) 식욕억제제

흔히 식욕억제제로 불리는 펜디 메트라진(phendimetrazine), 펜터 민(phentermine), 디에틸프로피 온(diethylpropion) 등은 뇌의 교 감신경계 수용체를 자극해 식 욕을 억제하는 성분으로 마약

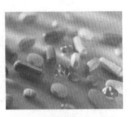
〈마약류의 항정신성 약품 – 식욕억제제〉

류로 분류된 향정신성의약품이다. 무엇보다 부작용의 확률이 높고 장기 투여에 대한 안전성이 입증되지 않 아 유럽에서는 더 이상 처방되지 않고 있으며 한국에 서도 4주 이내로 권고하고 있다.

대표적인 부작용으로 불면증, 입 마름, 변비, 가슴 두 근거림 등이 나타날 수 있다.

(4) 기타 약물

아직 FDA로부터 비만 치료제로 승인을 받지는 못했 지만 체중 감량 효과가 있다고 알려진 성분들이 있다.

항우울제인 플루옥세틴(fluoxetine)과 부프로피온 (bupropion), 간질 치료제인 토피라메이트(topiramate), 감기약인 에페드린(ephedrine)과 카페인이 병합된 약물 등이 그것이다. 에페드린과 비슷한 마황 성분인 에페드라(ephedra)는 부작용이 심해 FDA에서 건강보조식품에 사용하는 것을 금지시켰다. 그런데 이러한 성분을 악용한 일부 제약사가 간질이나 감기약, 당뇨병성 신경염 치료제 등을 비만 치료제로 둔갑시켜 무허가로 판매해 문제가 되기도 했다.

이러한 비만 치료제의 식욕억제와 지방 분해 작용으로 설사 체중이 줄었을지라도 약의 부작용을 염려해 복용을 중단하면, 비만을 일으킨 환경적 원인을 바꾸지 않는 한 다시 원상태로 돌아가고 만다. 왜냐하면 비만은 약으로 해결해야 하는 외부적인 문제가 아니라, 스스로 해결해야 하는 내부적인 문제이기 때문이다.

더구나 복용 이후 몸 관리를 잘못해 요요 현상과 약의 부작용이 함께 나타나면 그야말로 난감해질 수밖에 없다. 그러므로 비만 치료제를 복용할 때는 반드시 처방전을 두 장 받아 한 장을 잘 보관했다가 약에 대한 부작용이 일어났을 때 이에 대처할 수 있도록 해야 한다.

(5) 건강기능식품

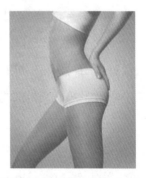

의사의 처방전 없이 복용할 수 있는 식품으로 체중 감량에 도움을 주는 것은 CLA와 HCA, 키토산 등이 있다.

〈건강기능식품은 식이요법에서 오는 요요의 고비를 넘기는데에 도움이 될 수 있다〉

1) CLA

홍화씨유와 같은 식용유지에서 추출한 불포화 지방산으로 공액 리놀렌산이라 부른다.

이 CLA(Conjugated Linoleic Acid)는 항암작용 뿐만 아니라 지방 흡수의 저해와 체지방 분해를 촉진하고 지방세포의 파괴를 유도하는 기능이 있다.

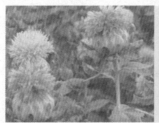
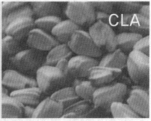

〈홍화씨 – 공액리놀레산 CLA
; 체지방 분해 촉진, 지방세포 파괴유도〉

2) HCA

인도 등 남아시아 지역의 열대 과일인 가르시니아 캄보지아 껍질에서 추출한 유기산인 HCA(Hydroxy Citric Acid)는 세포 내에서 체지방이 만들어지는 과정을 방해하여 체지방 감소에 도움을 준다.

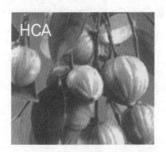

〈가르시니아 캄보디아 열매 – HCA
; 복부지방 감소에 도움〉

3) 키토산 (Chitosan)

새우나 게 같은 갑각류의 껍질에 들어 있는 키틴이라는 성분을 체내에 흡수가 잘 되도록 가공한 물질이다.

이 키토산은 체내에서 콜레스테롤을 흡착하여 몸 밖으로 배출시켜 고지혈증이나 고혈압, 비만 개선에 도움을 주는 것으로 알려져 있다.

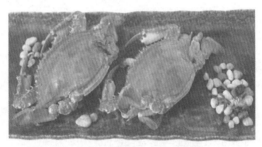

〈새우, 게 껍질에 풍부한 키토산
; 콜레스테롤 배출, 고혈압, 비만 개선에 도움〉

한편 이런 식품들은 체질에 따라 여러 가지 반응들이 일어 날 수가 있어 개인에 따라 조절해서 섭취하는 것이 바람직하다.

먹으면서 살을 빼는
건강한 다이어트

4. 여러 가지 다이어트

1) 식사요법

(1) 단식

단식요법은 빠른 시간 내에 체중 감량을 원하는 사람들이 쉽게 유혹을 뿌리치지 못하는 다이어트이다. 이것은 단기간에 체중을 감량할 수 있는 방법이긴 하지만 그에 따른 부작용도 만만치 않다.

단식을 선택해 굶게 되면 인체는 최소의 에너지로 몸을 유지하기 위해 일단 기초대사량을 줄인다. 더불어 체내에 비축된 에너지원을 통해 에너지를 해결하려고 하는데 문제는 지방보다 먼저 근육에서 에너지를 공급받는다는 데 있다.

그러면 근육과 물 같은 체성분이 과다하게 몸 밖으로 빠져나가 당장은 몸무게가 줄어들지만, 다시 정상적인 식사를 하면 감소된 기초대사량과 운동 내성으로 심한 요요 현상이 나타날 수 있다. 그뿐 아니라 무기력, 영양실조, 탈모, 무월경, 골다공증, 피부 탄력 저하 같은 심각한 부작용이 일어나기도 한다.

(2) 저열량 다이어트

① 고당질 저단백 다이어트

＊ 스즈키식 다이어트

일본의 스즈키 소노코(鈴木莊能子)라는 요리사가 자기 아들을 위해 만든 다이어트 식단이다. '살을 빼고 싶은 사람은 먹어라'라는 슬로건을 내건 이 다이어트는 밥, 콩, 김, 된장국, 조미하지 않은 반찬 등 한국인의 입맛에 맞는 음식으로 짜인 식단으로 세 끼를 먹으면서 음식간의 화학반응으로 체중을 감량하는 방법이다. 입맛이 도는 찐빵, 단팥죽 같은 간식을 허용한 것이 장점이지만 똑같은 식단을 일정 기간 먹음으로써 영양 불균형과 함께 쉽게 싫증이 날 수 있다는 단점이 있다.

* 과일 다이어트

바나나, 사과, 포도, 파인애플, 수박 등 한 가지 과일을 집중적으로 섭취하는 원푸드 다이어트의 일종이다. 과일에 따라 짧게는 사흘, 길게는 일주일 정도 다른 음식은 먹지 않고 오로지 과일과 물만 섭취해 체중을 감량한다. 이 다이어트 방법을 권하는 사람들은 각각의 과일이 함유한 몸에 좋은 성분을 부각시키며 부작용 없이 살을 뺄 수 있다고 강조하지만, 다른 음식을 전혀 먹지 않기 때문에 영양실조 같은 부작용으로 몸에 무리가 따르기 쉽다. 그뿐 아니라 과일을 제대로 씻지 않으면 농약 중독까지 일어날 수 있으므로 주의해야 한다.

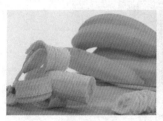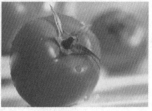

〈과일만 먹는 다이어트는 영양실조가 올 수 있다〉

② 고단백 저당질 다이어트

* 덴마크식 다이어트

덴마크 국립병원에서 실시하는 다이어트 식단이다. 이것은 지방으로 전환할 수 있는 탄수화물 섭취를 차단하고 고단백 저칼로리 음식으로 짠 식단으로 음식 성분 간의 화학작용을 이용해 체중을 감량하는 다이어트 방법이다. 식단은 무염, 무설탕이 특징이며 삶은 달걀과 자몽, 블랙커피, 잼이나 버터를 바르지 않은 식빵, 샐러드로 구성된다. 하지만 식단 자체가 동양인에게 잘 맞지 않는 것은 물론 시행 과정이 엄격하고 까다로우며 다이어트 이후 수분 손실로 요요 현상이 나타날 수 있다.

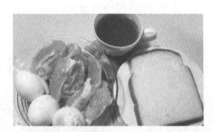

〈덴마크식 다이어트 식단 - 2주 시행후 일반식을
먹게되면 요요현상이 올 수 있다〉

먹으면서 살을 빼는
건강한 다이어트

* 황제 다이어트

미국의 엣킨스(Atkins) 박사가 처음으로 제안한 것으로 극도로 제한된 당질과 육류의 단백질, 지방으로 구성된 다이어트 식단이다. 육류를 마음껏 먹는다는 의미에서 황제 다이어트로 불리며 모든 육류와 생선, 달걀, 버터, 치즈 등을 허용하고 과일은 대부분 제외된다. 그런데 이 다이어트 식단에서는 고단백질을 공급하기 위해 육류를 다량 섭취하기 때문에 단백질뿐 아니라 육류에 함유된 지방도 함께 섭취하는 결과가 초래되어 심혈관계에 문제가 발생할 수 있다. 그밖에도 당질 제한으로 포도당 대신 지방의 분해 산물인 케톤체(ketone體: 생체 내에서 물질대사가 정상적으로 이뤄지지 않을 때 생성 및 촉진되는 아세톤, 아세토아세트산 등)

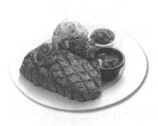

가 많이 만들어져 체내 수분 부족으로 신장에 부담을 주는 등 여러 가지 부작용이 예상된다.

〈뇌의 에너지원인 탄수화물 섭취를 전혀 하지 않으면 몸무게와 함께 뇌기능이 떨어진다〉

이처럼 저열량 다이어트는 탄수화물, 단백질, 지방의 섭취 비율을 65 : 15 : 20으로 맞춘 균형식이 아니다. 따라서 이 방법으로 지속적인 다이어트를 실행하면 인체에 영양 불균형이 초래되므로 주의해야 한다.

(3) 원푸드 다이어트

원푸드(one food) 다이어트는 말 그대로 3~7일간 오로지 한 가지 식품만 섭취하는 방법이다. 사과, 포도 등의 과일뿐 아니라 감자, 고구마, 달걀, 꿀, 초콜릿, 물, 청국장, 식초, 양파, 토마토, 두부 등 한 가지 음식만 섭취하는 방식으로 열량을 급격히 제한함으로써 짧은 기간에 체중 감량 효과를 내는 것이다. 그러나 다이어트가 끝난 이후에 요요 현상, 영양 결핍, 탈수, 거식 현상 같은 심각한 부작용이 나타날 수 있다.

일정 기간 계획대로 짜인 식단에 따라 시행하는 다이어트와 달리 짧은 기간 원푸드의 종류에 따라 고당질 혹은 저당질만 공급하는 다이어트이기 때문에 영양소 결핍 확률이 높다. 그러므로 일주일 이상 시행하는 것은

먹으면서 살을 빼는
건강한 다이어트

위험할 수 있다. 다이어트 이후에도 식습관으로는 폭식
과 거식 현상이, 신체 장기 이상으로는 위와 장의 기능
장애가 나타날 수 있으므로 각별히 주의해야 한다.

(4) 저인슐린(GI) 다이어트

칼로리와 상관없이 주로 당지수가 60 이하인 음식만
섭취함으로써 체내의 인슐린 분비량을 줄여 지방 축적
을 저해하는 식이요법을 가리킨다. 당지수(GI, Glycemic
Index)란 음식이 흡수되어 혈당을 얼마나 빠른 속도로
올리는가를 나타내는 비교 수치를 말한다. 포도당을
100으로 했을 때 설탕, 감자, 흰 쌀밥 같은 탄수화물은
그 수치가 높고 현미나 콩류, 채소류 등은 수치가 낮
다. 정제되지 않은 곡물이나 영양가 높은 식품은 당지
수가 낮다는 얘기다. 이러한 식품은 다이어트에 적합
할 뿐 아니라 성인병 예방에도 도움을 준다.

특히 저인슐린 다이어트는 식생활을 개선하는 동시
에 먹으면서 하는 다이어트이기 때문에 요요 현상이

발생하지 않는다는 장점도 있다. 그러나 맹목적으로 당지수를 추종하면 역효과가 나타날 수 있다. 왜냐하면 아무리 당지수가 낮은 음식일지라도 평소보다 많이 먹으면 효과가 없고 음식 조리법에 따라 당지수가 오히려 높아질 수도 있기 때문이다. 어디까지나 열량을 염두에 두고 주의하지 않으면 체중 감량의 효과가 나타나지 않을 수도 있다.

곡류	빵	면류	육류&생선&패류
흰쌀 84, 보리(압맥) 65, 현미 56, 잡곡밥 45, 오트밀(귀리) 55, 콘플레이크 75, 현미플레이크 65	바게트 93, 식빵 91, 베이글 75, 크루아상 68, 호밀빵 58	우동 80, 라면 73, 스파게티 65, 메밀국수 54	거의 GI수치 60 이하임.
우유·유제품	콩제품	뿌리채소류	야채류
생크림 39, 크림치즈 33, 버터 30, 우유 25	유부 43, 두부 42, 아몬드 25, 땅콩 22, 대두 20	감자 90, 토란 64, 고구마 55	당근 80, 옥수수 70, 호박 65, 우엉 45, 토마토 30, 양파 30, 양배추 26, 검은콩 25, 오이 23, 시금치 15
과일	당류	간식류	드링크류
파인애플 65, 수박 60, 바나나 55, 포도 50, 복숭아 41, 감 37, 사과 36, 귤 33, 자몽 31, 배 32, 오렌지 31, 딸기 29	백설탕 101, 벌꿀 88, 딸기잼 82, 과당 30, 인공 감미료 10	초콜렛 91, 도넛츠 86, 감자튀김 85, 케이크 1조각 82, 쿠키 77, 크래커 70, 아이스크림 65	100% 오렌지쥬스 42, 맥주 34, 드링크 요구르트 33, 와인 32

〈음식별 당지수(GI 지수) – 수치가 낮을수록 섭취 권장〉

적용증상	유효성분	기 능	함유식품
비 만	식이섬유	위에 머무는 시간 증가(포만감), 저에너지	곶감, 콩, 귀리, 무우말랭이
	캡사이신	교감신경자극-혈액순환원활-체온상승-지방소모	고추
	김네마산	장에서 담 흡수억제, 혈당상승 억제	김네마차
	칼슘	생리기능 조절, 스트레스 완화	말린 새우, 미꾸라지, 멸치
	철	빈혈 예방, 피곤·두근거림 예방	조개, 돼지고기, 닭간
	마그네슘	대사 원활, 당을 에너지 전환시 필수	다시마, 시금치
	칼륨	염분배출, 혈압상승 예방, 근육에서 에너지생성	다시마, 시금치, 토마토
	비타민A	지질의 산화를 막아 지방을 체내에 축적방지	닭, 돼지, 소간, 장어, 부추
	비타민B1	당질의 소화 및 흡수	돼지고기, 장어
	비타민B2	지질의 대사촉진, 세포(피부)재생	돼지고기, 장어, 소·닭의 간
	비타민C	콜라겐 생성촉진, 피부혈관 강화, 콜대사 저하	아세로라, 양배추, 감
	비타민E	불포화지방간 산화방지-혈액순환 개선	호박, 장어구이, 송어

〈비만과 영양〉

2) 운동요법

(1) 요가 다이어트

다이어트에 도입된 요가는 본래 몸과 마음이 불균형 상태에 있는 비만인들에게 심신의 안정을 찾게 해 다이어트에 도움을 주기 위한 운동요법이다. 하지만 최근에는 이상한 웰빙 열풍과 맞물려 그 본질과 달리 변

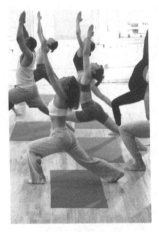

형 다이어트 상품으로 포장
된 경향이 강하다. 어쨌든
요가는 지방을 연소하는 유
산소 운동이나 근력 운동이
아니라 단순히 유연성 운동
이기 때문에, 보다 큰 체중
감량 효과를 보려면 식이요
법과 기타 운동을 병행하는
것이 좋다.

〈요가는 심신의 안정과
유연성에 도움이 된다〉

(2) 풍선 다이어트

인체의 신진대사가 활발해지면 체온이 높아져 지방
이 쌓이지 않거나 지방 연소가 쉬워진다. 반대로 몸이
차가워지면 신진대사가 떨어질 뿐 아니라 체온을 높이
기 위해 더 많은 지방과 당질을 요구하게 되어 자연히
비만이 되기 쉽다. 이러한 원리에 따라 풍선 불기를 통
해 숨을 내쉬고 들이쉬는 것을 반복해서 체온을 높이

먹으면서 살을 빼는
건강한 다이어트

는 것이 풍선 다이어트이다.

이것은 누구나 할 수 있는 간단한 운동 방법이지만, 오히려 단조로운 방식이라 오래 지속하기가 어렵다. 특히 폐 기능이 떨어진 사람이나 호흡기 질환 및 고혈압 환자의 경우에는 의사와 상담하고 난 이후에 시행하는 것이 바람직하다.

다른 한편으로 평소에 찬물보다 따뜻한 차를 마시는 습관을 들이면 부작용 없이 풍선 다이어트와 같은 효과를 지속시킬 수 있다.

3) 수술요법

(1) 지방흡입술

인체의 피하지방 속에 스테인리스스틸 관을 삽입해 지방 조직을 액체화한 후에 그것을 흡입해 밖으로 빨아내는 수술법을 일컫는다. 지방흡입술의 종류에는 회

전식, 초음파, 레이저 시술이 있다. 부분적으로 복부, 종아리, 허벅지, 엉덩이 등의 체지방을 제거할 수 있지만 이것은 어디까지나 임시방편일 뿐이다. 근본적인 해결책이 아니기 때문에 관리를 잘못하면 언제든지 원상태로 돌아갈 수 있다.

(2) 위장 절제술

초고도 비만 환자의 경우에는 다이어트나 약물로 치료가 어렵다고 보고 위장의 용적을 줄이거나 소장에서 영양소 흡수를 제한시키는 베리애트릭 수술(bariatric surgery)을 고려한다. 한때 수술 환자가 사망하는 바람에 안전성에 의문이 던져지기도 했지만 복강경으로 수술하면서부터 어느 정도 안전성을 인정받고 있다.

4) 관장요법

대표적인 관장요법은 커피 다이어트로 이는 독일의

의사 막스 거슨 박사가 암 치료 중에 발견한 다이어트 방법이다. 이 방법은 직장(直腸)에 유기농 원두커피를 녹인 물을 주입해 10여분 후에 배변하게 함으로써 대장에 쌓인 숙변을 제거하는 동시에, 카페인이 점막을 통해 간으로 들어가 담즙을 배출시켜 간에 쌓인 독소를 제거하게 한다. 이러한 방법으로 인체의 신진대사가 활발해지면 지방 축적이 억제되고 커피의 무기질과 기타 성분이 지방 분해를 도와 체중 감량 효과가 나타난다.

하지만 항문과 직장을 직접 자극해 손상시킬 위험이 있고 이것이 습관이 되면 나중에는 관장하지 않을 경우 변을 볼 수 없는 등의 부작용이 나타나므로 의사의 지시 아래 시행해야 한다.

5) 유행 다이어트

몸에 착 달라붙는 옷이나 짧은 옷을 입고 싶어 하는

한국의 젊은 여성들은 봄만 되면 한여름의 노출을 염두에 두고 부쩍 다이어트에 관심을 기울인다. 그리고 겨우내 몸에 달라붙은 군살을 빼기 위해 인터넷에서 과대광고 일색인 다이어트 제품을 구입하거나, 소문난 비만 클리닉에 다니며 해마다 바뀌는 온갖 다이어트를 섭렵한다. 소위 유행 다이어트에 몰입하는 것이다.

이러한 다이어트는 여러 사람의 입에 오르내리면서 마치 패션이 유행하듯 매년 새롭게 등장했다가 사라져 간다. 그 수는 헤아리기조차 어렵고 여기에 지출된 비용만 해도 천문학적인 숫자에 가깝다. 그런데 사람들은 왜 그렇게 유행하는 다이어트의 유혹에 쉽게 넘어가는 것일까? 그 해답은 마치 족집게 과외처럼 다이어트를 하려는 사람들이 진정으로 원하는 것을 콕콕 집어준다는 데 있다.

첫째, 방법이 간단하다. 대표적인 것이 한 가지 음식만 지속적으로 먹는 원푸드 다이어트로, 이것은 여러 가지 음식을 균형 있게 섭취하는 불편함을 없애주기 때문에 아주 쉬울 거라는 인상을 준다.

둘째, 효과가 빠르다. '한 달에 10킬로그램 감량. 안 빠지면 환불'이라는 광고처럼 빠른 효과를 빌미로 '빨리빨리'를 좋아하는 한국인의 국민성을 자극해 소비자의 마음을 사로잡는다.

셋째, 실제 시행 초기에는 어느 정도 효과가 있다. 평소와 달리 다이어트에 신경 쓰고 음식량을 조절하면 당연히 얼마간은 체중이 빠지게 되어 있다. 문제는 빠졌던 체중이 유지되느냐에 있는데, 유행 다이어트는 대부분 지속적인 유지보다 얼마가 빠진다는 숫자에 더 초점이 맞춰져 있고 그것을 강하게 부각시킨다.

이런 이유로 유행 다이어트 방법은 사람들을 쉽게 현혹하지만, 그렇기 때문에 더욱더 무엇이 자신에게 맞고 또한 감량된 체중을 유지시킬 수 있는 방법인가를 꼼꼼히 따져 함부로 돈을 낭비하는 일이 없도록 잘 판단해야 한다.

올바른
다이어트

제**3**장

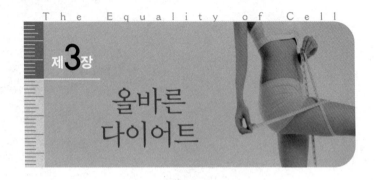

제3장
올바른
다이어트

>> 지금까지 살펴본 각각의 다이어트 외에
도 전 세계적으로 약 2만 가지가 넘는 다이어트 방법이
있다고 한다. 그리고 그 종류에 못지않게 다이어트를
시행하는 사람도 이루 헤아릴 수 없을 정도로 많다. 미
국 〈워싱턴포스트〉에 따르면 다이어트를 시행한 200
명 중에 목표 체중 감량에 성공한 사람은 10명에 불과
하고, 그것도 일정 기간이 지난 이후까지 감량 체중을
유지한 사람은 단 한 명밖에 없다고 한다. 놀랍게도 그
성공률이 0.5퍼센트밖에 안 된다는 얘기다.

하지만 지금 이 순간에도 수많은 사람이 체중 감량을 위해 다이어트에 도전하고 있다. 그렇다면 그 희박한 성공률에도 사람들이 그토록 다이어트에 도전하는 이유는 무엇일까? 이제 다이어트는 새삼스러울 것 없는 이슈라 대놓고 물어보는 것도 그다지 껄끄럽지 않고 사람들도 시원하게 대답을 해준다. 날씬해지고 싶다, 옛날 옷을 입고 싶다, 취직하고 싶다, 결혼하고 싶다, 예뻐지고 싶다, 자신감을 찾고 싶다 등 사람들이 다이어트를 하는 목적은 매우 다양하다.

　한 가지 공통점은 비만으로 인한 시각적인 불편함을 해소하고 싶어 한다는 것이다. 아이러니하게도 그 무수한 다이어트 목적 중에 건강을 위해 다이어트를 한다는 사람은 거의 없다. 설사 건강을 위해 다이어트를 시작할지라도 나중에는 대개 체중 감량 이후의 미용에 더 관심을 기울인다. '비만 때문에 혈압이 높아 다이어트를 했는데, 성공하면 멋진 드레스를 입을 수 있겠지?' 하면서 말이다.

이처럼 현재 행해지는 실패율 99.5퍼센트의 다이어트는 건강보다 체중 감량으로 인한 미용에 초점이 맞춰져 있다고 해도 과언이 아니다.

만약 다이어트의 초점을 미용이 아닌 건강에 맞춘다면 그 성공률은 어떻게 될까? 단언하건대 만약 그렇게 된다면 다이어트에 성공했다고 외치는 사람이 분명 늘어날 것이다. 왜냐하면 다이어트의 근본 취지는 본래 건강을 되찾는 데 있기 때문이다.

1. 건강한 다이어트

>> 중국 명나라의 유학자이자 명대 사상계에 큰 영향을 끼친 양명학파의 시조 왕양명(王陽明)이 열한 살 때 지었다는 폐월산방시(蔽月山房詩)는 우리에게 많은 시사점을 던져준다.

폐월산방시

산근월원각월소(山近月遠覺月小)
산은 가깝고 달은 먼 곳에 있어 달이 작게 느껴지네.

편도차산대어월(便道此山大於月)
사람들은 이 산이 저 달보다 크다고 편하게 말하네.

약인유안대여천(若人有眼大如天)
만약 하늘처럼 큰 눈을 가진 사람이 있다면

환견산소월경활(還見山小月更闊)
산이 작고 달이 더 크다는 것을 다시 볼 수 있을 텐데.

어린 나이에 이처럼 세상의 이치를 명료하게 꿰뚫어 보다니 정말 타고난 재능이 대단했던 모양이다. 그의 말처럼 우주에서 보면 달은 크고 산은 너무 작아 보이지도 않을 것이다. 실제로 우리는 코앞만 바라보고 착각에 빠져 더욱 크고 소중한 것을 제대로 못 보고 사는 경우가 많다.

다이어트도 그중 하나다. 다이어트 실패율이 99.5퍼센트로 나타나는 것은 다이어트의 근본 정의를 무시하고 눈앞의 현상만 강조해서 생긴 병폐가 아닐까? 이제라도 현실을 제대로 보아야 한다. 다이어트 실패율이 아니라 성공률이 99.5퍼센트가 되려면 먼저 비만의 이유와 다이어트의 본질부터 깨달아야 한다.

그러면 처음으로 돌아가 다이어트의 정의부터 살펴보자.

다이어트란 만성질환인 비만으로 나빠진 건강과 미용을 위해 먹는 것을 제한하고, 운동량을 늘려 자신에게 맞는 적정한 체중으로 감량한 다음 그것을 꾸준히 유지하는 것을 말한다.

이 정의를 구성하는 것은 건강, 미용, 음식 제한, 운동, 체중 감량, 그리고 유지라는 단어이다. 그런데 실패하는 다이어트를 면면히 살펴보면 대개 미용, 음식 제한, 운동, 체중 감량이라는 것에만 치중하지 '건강'과 '유지'에는 그다지 신경 쓰지 않는다. 뿌리가 약한 나무는 바람에 뽑히듯 본질에 충실하지 않은, 즉 건강과 유지를 등한시한 다이어트를 하면 실패하기 십상이다.

정말로 다이어트에 성공하고 싶다면 건강을 위한, 건강에 의한, 건강한 다이어트와 더불어 유지가 가능한 다이어트를 해야 한다. 그것이 비만에서 탈출하는 지름길이다.

2. 감량 상태를 유지하는 것이 진정한 다이어트

사실 진정한 다이어트의 성패는 줄어든 체중을 계속 유지하느냐 못하느냐에 달려 있다. 대표적으로 '일주일, 한 달에 몇 킬로그램 감량'이라는 식으로 광고하는 다이어트는 다이어트의 기본 의미도 제대로 모르는 것이다. 제대로 된 광고라면 '몇 년 유지할 수 있는 다이어트'라고 해야 한다. 하지만 지금 시행되는 다이어트는 대부분 대증요법에서 비롯된 것이기 때문에 일정 기간을 따라하면 몇 킬로그램이 빠진다는 식으로 일시적인 체중 감량에 목적을 두고 있다.

그렇다면 그렇게 체중이 감량되고 난 이후에는 어떻게 할 것인가? 광고 문구에는 거기에 대해 일언반구도 없다. 단순히 일시적인 체중 감량만 염두에 둔 다이어트라면 배 아플 때 진통제를 먹는 것과 무엇이 다른가? 배가 아프면 왜 복통이 일어났는지 그 원인을 파악하고 근본적인 치료를 해야만 복통이 재발하지 않고 더 큰 병으로 발전하지도 않게 된다.

원인 치료가 아닌 대증요법으로 진통제만 복용하면 나중에 더 큰 병으로 진행되듯, 일시적인 체중 감량에만 신경 쓰면 나중에 요요 현상으로 몸이 더 비대해지고 만다. 결국 체중 감량 이후에 그것이 지속적으로 유지될 수 있게 하는 것이야말로 만성질환인 비만을 치료하는 길이자 진정한 다이어트 방법이라고 할 수 있다.

그렇게 하려면 일차적으로 다이어트를 할 때 절대 굶어서는 안 된다. 굶으면 일시적으로 체중을 떨어뜨릴 수도 있지만, 기초대사량 감소와 정상적인 식사 이후에 오는 폭식으로 요요 현상이 나타나게 된다. 다이어트는 먹으면서 해야 이후에도 체중 감량을 지속적으로 유지할 수 있는 기본적인 몸 상태를 만들 수 있는 것이다.

3. 세포의 평등

  일시적인 체중 감량이 아니라 체중이 감량된 상태를 꾸준히 유지할 수 있는 건강한 다이어트를 하려면 어떻게 해야 할까? 나는 약국에서 비만 관련 일반의약품과 건강기능식품을 판매하거나 한약 및 비만 치료제를 조제할 때마다 많은 의문에 휩싸인다.

  '어떻게 하면 약을 지어가는 저 사람들이 다이어트에 성공할 수 있을까?'

  '어떻게 하면 건강하게 유지되는 다이어트가 될까?'

  때론 체중이 감량되었다가 몇 달 후에 요요 현상으로 본래의 상태로 돌아온 사람들을 보면서 '아, 약만으로는 부족하구나' 라는 생각을 하기도 한다. 다이어트에 실패하는 것은 내부적으로 우리 몸을 구성하는 세포들이 다이어트로 인해 부족하다고 느끼는 것이 있다는 얘기일까?

기존의 다이어트는 짧은 기간에 갑작스런 음식 제한과 운동이라는 규제로 살찐 사람들의 몸을 구성하는 세포들의 어제와 오늘을 구별, 차단, 차별화했다. 이처럼 다이어트를 기점으로 어제와 오늘의 시간적 차별, 음식 차별, 운동 차별로 결국 지속적으로 유지되지 않는 실패한 다이어트가 되었던 것이다. 그렇다면 만약 세포를 차별하지 않고 평등하게 대한다면 다이어트에 성공할 수 있지 않을까?

평등이라는 것은 아주 간단하다. 이것은 어느 한쪽에 치우치지 않고 차별이 없는 상태를 말한다. 그렇다면 다이어트를 위한 세포의 평등이란 대체 무엇을 말하는 것일까? 그것은 인간의 몸을 구성하는 60조 개가 넘는 세포가 어떠한 차별도 없이 자기 몸을 구성할 수 있는 것을 말한다. 인간 사회가 평등하지 못하면 빈익빈부익부처럼 양극화 현상이 생길 수 있듯, 인체 내의 세포도 서로 균등하지 않고 차별을 받으면 지방세포가 비대해져 결국 비만이 되고 만다.

1) 섭취의 평등

세포가 필요로 하는 영양소를 평등하고 균형 있게 공급하는 것을 말한다.

(1) 영양소

비만이 되었다는 것은 그 사람의 몸이 영양 불균형 상태에 놓인 것을 눈으로 볼 수 있게 몸 밖으로 표현되었다는 것을 의미한다. 인체의 세포는 6대 영양소를 공급받아 몸을 구성하고 에너지를 만들어 우리가 살아갈 수 있게 한다.

그렇다면 비만한 사람들은 음식을 어떻게 섭취해 몸의 세포에게 영양을 공급할까?

그들의 식탁을 살펴보면 대개 탄수화물과 포화지방 공급은 과도하고 비타민, 미네랄, 식이섬유는 지나칠 정도로 적은 것을 알 수 있다. 따라서 올바른 다이어트를 위해서는 비만의 근본적 원인인 영양소 불균형부터 평등하게 만들어 주어야 한다.

하지만 사람들은 과연 어떤 다이어트를 하는가?

짧은 시간에 살을 빼려고 일방적으로 굶고 또한 억지로 한 가지 음식만 먹기도 한다. 물론 이런 방법을 통해 일시적으로 체중을 감량할 수도 있지만, 특정 영양소가 귀해지면 인체의 세포들은 결국 불공평한 영양 공급을 더 이상 참지 못해 반기를 들고 일어선다. 그리고 아주 강력한 목소리로 그동안 먹지 않은 영양소를 줄기차게 요구한다. 이것이 바로 요요 현상이다.

따라서 다이어트에 성공하려면 우선 균형 잡힌 식사로 세포들에게 영양소를 평등하게 공급해야 한다. 탄수화물, 단백질, 지방의 균형식 섭취 비율은 65 : 15 : 20 이다. 그러므로 설사 식이요법 다이어트를 할지라도 특정 영양소를 급격하게 줄이는 것보다 탄수화물, 단백질, 지방의 이상적인 비율 범위인 55~70% :

10~20% : 15~25% 내에서 하는 것이 바람직하다. 그래야만 지속적으로 유지할 수 있기 때문이다.

　예를 들어 탄수화물을 과다 섭취하는 사람의 다이어트는 탄수화물 섭취를 최소 범위인 55퍼센트로 줄이고 그만큼 양질의 단백질과 불포화 지방산의 섭취를 늘려야 한다. 지방의 과다 섭취로 생긴 비만일 경우에는 지방 섭취를 최소 범위인 15퍼센트로 줄이고 그만큼 양질의 단백질 섭취를 늘려야 한다. 그러나 지방 대신 탄수화물을 과다 섭취하면 지방을 줄이는 효과가 없어지므로 탄수화물은 적정 비율로 유지해야 한다. 한편 단백질은 포만감을 느끼게 하고 식욕을 억제시키며 렙틴 저항성(leptin resistance : 렙틴은 지방 조직에서 분비되는 식욕억제 호르몬으로, 인체에 지방이 많이 축적되면 지방 조직에서 이 호르몬을 분비해 뇌의 포만중추에 자극을 주어 식욕을 억제시킨다. 그러나 비만이 되면 렙틴이 분비되어도 뇌의 포만중추에 자극이 무디게 작용해 식욕억제가 잘되지 않는다. 이런 현상을 렙틴 저항성이라고 한다.) 을 개선시켜 주므로 항상 적절한 범위 내에서 활용하는 것이 좋다.

먹으면서 살을 빼는
건강한 다이어트

비만한 사람의 식탁은 비타민과 미네랄의 영양 불균
형도 심각한 편이다. 국민건강영양조사에 따르면 한국
인의 식탁에는 인과 나트륨이 과잉 공급되고 있고 칼
슘, 칼륨, 비타민 B2 등은 매우 적게 올라온다고 한다.

　비타민과 미네랄은 우리 몸에서 지방을 분해하는 것
은 물론 신진대사를 일으키는 데 조효소로 사용되며,
섬유질은 콜레스테롤과 숙변을 배출시킨다. 따라서 체
중을 감량하려면 이러한 영양소를 충분히 섭취할 필요
가 있다. 특히 한국인이 가장 부족하게 섭취하는 미네
랄인 칼슘을 충분히 섭취하면 식욕이 억제되기 때문에
비만인이 최소한 하루 권장량 1,000밀리그램을 섭취하
는 것은 성공 다이어트를 위해 필수적이다.

　이처럼 체중을 감량해 비만을 치료하려면 무조건 섭
취 칼로리를 줄이기보다 3대 영양소의 적정 섭취 비율
에 맞게 총 칼로리 섭취를 줄여나가고 그밖에 비타민
과 미네랄, 식이섬유도 부족하지 않게 골고루 섭취해
야 한다.

(2) 식사

음식을 섭취하는 시간대인 아침, 점심, 저녁이 평등
해야 한다. 세 끼 중에 건너뛰는 끼니가 있거나 특정
식사시간에 많이 먹는 것, 혹은 야식을 먹어서 음식 공
급 시간의 균형을 깨뜨리는 것은 피해야 한다. 특히 저
녁 아홉 시 이후에는 먹는 것을 자제해야 한다. 만약
배고픔을 참을 수 없다면 물을 마셔서 허기를 잊는 것
이 좋다.

(3) 술의 평등

술은 다이어트에 전혀 도움이 되지 않는 공공의 적이
다. 하지만 사회생활을 하다보면 어쩔 수 없이 마셔야
하는 경우도 있는데, 이때는 물로 희석시켜서 마시는
것이 바람직하다. 술을 물로 희석시키면 포만감으로
술과 안주를 덜 먹게 되므로 일석이조라고 할 수 있다.

2) 소비의 평등

오늘과 내일의 열량 소비가 평등하게 유지되도록 해야 한다. 오늘과 내일 모두 평등하게 균형 잡힌 영양소를 섭취하는 것만큼, 열량을 소모시키는 에너지 소비의 평등도 현재와 미래에 지속될 수 있어야 체중 감량 상태를 유지할 수 있다.

(1) 운동

운동은 칼로리를 소비하는 것뿐 아니라 스트레스를 풀어주고 식욕을 억제시켜 체중 조절이 가능하도록 도와준다. 따라서 육체적인 활동으로 에너지를 소비시키는 운동은 비만 예방과 치료에서 결코 빠뜨릴 수 없는 중요한 부분이다. 사실 비만한 사람들은 운동이 체지방 감소와 심폐 기능을 강화시키고 심혈관계 질환을 예방하는 것은 물론, 심리적 안정감을 찾게 해 정신 건강에도 도움이 된다는 것을 잘 알고 있다. 이에 따라 다이어트를 하는 사람들은 식이요법 외에 운동도 병행

한다.

그런데 주위를 살펴보면 다이어트를 위해 운동을 며칠 혹은 몇 주일 지속하다가 도중에 포기하는 사람이 꽤 많다는 것을 알 수 있다. 그 이유는 무엇일까? 원래 운동이라는 것은 스스로 해야 하는 것인데, 자신에게 맞는 운동을 골라야만 지속적으로 할 수 있다는 원칙에서 벗어난 운동을 선택했기 때문이다.

① 지속 운동 원칙

* 언제든 할 수 있는 운동
* 장소에 구애받지 않고 할 수 있는 운동
* 자신의 취향에 맞고 재미를 느낄 수 있는 운동
* 비용이 적게 드는 운동

다이어트를 하는 사람들은 대개 식사조절과 함께할 수 있는 운동을 찾다가 선뜻 거금을 들여 회원제 운동 클럽에 가입한다. 돈을 들여 일정한 시간에 운동해야 한다는 구속력이 있어야 그나마 적은 운동이라도 할 수 있을 거라는 생각에서이다. 그러나 그러한 운동은 지속 운동 원칙에 어긋나는 만큼 얼마 지나지 않아 포기하기 십상이다. 그것도 회원비를 깎아준다는 이유로 몇 달치를 한꺼번에 결제한 경우에는 경제적 손실이 막심하다.

운동은 자신의 경제적인 형편에 맞고 재미있으며 평생 할 수 있는 것으로 선택해야 한다. 그래야만 지속적으로 운동을 할 수 있고 또한 체중 감량 효과도 볼 수 있다. 다이어트를 하고 그것을 계속 유지하려면 지속 운동 원칙에 맞는 운동을 선택해 평생 즐기면서 습관처럼 할 수 있어야 한다.

② 운동의 종류

* 유산소 운동

편안한 호흡으로 장시간 할 수 있는 운동을 가리킨다. 여기에 속하는 운동으로는 빠르게 걷기, 달리기,

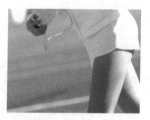

〈유산소운동 – 빠르게 걷기〉

에어로빅, 줄넘기, 자전거 타기, 수영 등이 있다.

* 무산소 운동

숨이 차고 힘들어서 오래 지
속할 수 없는 운동을 말한다.
100미터 달리기, 역도, 팔굽혀
펴기 등이 있다.

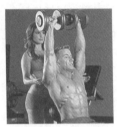

〈무산소운동 – 바벨운동〉

③ 운동 방법

체지방을 줄이는 데는 유산소 운동이, 근력 운동에는
무산소 운동이 좋다. 유산소 운동은 처음에는 약간 땀
이 날 정도인 15분간 하다가 어느 정도 익숙해지면 하
루 30분~1시간, 일주일에 세 번 이상 하는 것이 좋다.
또한 무산소 운동은 자신에게 맞게 적절히 병행하는
것이 바람직하다.

④ 일상생활 속의 운동

돈을 들여 운동하는 것보다 일상생활 속에서 활동량
을 늘려 운동의 효과를 얻을 수 있다면 그것만큼 좋은

것도 없을 것이다. 예를 들어 엘리베이터 타지 않고 계단 이용하기, 가까운 거리는 차를 타지 않고 걷기, 아침에 일어난 후 반드시 스트레칭하기, 평소에 걸레질과 설거지, 청소 같은 집안일 하기 등은 자연스럽게 칼로리를 소비시킬 수 있는 활동이다.

(2) 기초대사량

기초대사량이란 인체가 생명을 유지하기 위해 최소한으로 필요한 에너지의 양을 말한다. 이것은 움직이지 않고 가만히 있을 때 소모되는 것으로 호흡, 체온 유지, 장기 운동 등 기본적인 신진대사에 사용되는 에너지를 의미한다.

현재와 미래 사이에 열량을 공평하고 균등하게 소비해 유지가 가능한 다이어트가 되도록 하려면 기초대사량을 유지 혹은 늘리는 것이 무엇보다 중요하다. 그래야만 자거나 운동을 하지 않는 시간에도 체중이 유지될 수 있다. 이를 위해서는 먼저 근육의 양을 늘리고 근력을 높이는 단백질 섭취와 무산소 운동의 적절한 병행이 지속적으로 이뤄져야 한다. 그 다음으로 물을 하루에 2리터 이상 마셔야 한다. 매일 2리터의 물을 마시면 1년에 5킬로그램의 체지방을 줄일 수 있다고 한다.

물은 우리 몸의 신진대사를 돕고 산소와 영양분을 운반하며 체내 노폐물을 배설한다. 또한 체온을 조절하고 체액을 조절하는 역할을 한다. 따라서 물을 충분히 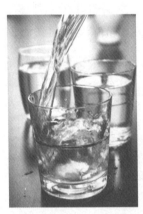 섭취하면 신진대사가 활발해져 기초대사량을 유지하는 데 도움이 될 뿐 아니라 변비를 해소하며 위액을 희석시켜 식욕을 억제하게 된다. 물의 온도는 찬물보다 신진대사를 높여주는 따뜻한 물이 더 좋다.

〈물은 하루에 2리터 이상 마셔야 한다〉

먹으면서 살을 빼는
건강한 다이어트

3) 시간의 평등

다이어트 전후로 세포가 변할 수 있는 시간을 평등하게 주어야 한다.

만약 어떤 사람이 비만이 되었다면 그 사람이 정상 체형에서 비만으로 되기까지 걸렸던 시간이 있을 것이다. 6개월이나 1년, 5년, 혹은 10년 이상일 수도 있다. 이 경우 다이어트를 해서 정상 체형으로 돌아가려면 평등하게 시간이 6개월, 1년, 5년, 혹은 10년 이상이 걸리는 것은 당연한 일 아닐까?

그런데 우리는 다이어트를 어떻게 하고 있는가? 살이 찌기까지 걸렸던 시간은 완전히 무시한 채 짧은 기간에 목표치의 체중 감량을 시도한다. 그런 식으로는 당연히 실패할 수밖에 없다.

우리 몸은 자율적으로 늘 일정한 상태를 유지하려는 항상성의 원리에 따른다. 이러한 성질 때문에 체온은 항상 36.5도를 유지하려 하고 인체의 화학적인 성분들도 평형을 유지 및 조절하려 한다. 인체의 몸무게 역시 설사 체중이 감량되었을지라도 일정하게 과거의 몸무게 상태로 돌아가려는 경향이 있다. 왜냐하면 이미 비만 체중으로 가버린 몸의 상태에 맞게 우리 몸이 항상성을 발휘하기 때문이다. 아무리 짧은 기간에 체중을 감량할지라도 몸은 곧바로 과거의 몸무게로 돌아가려 한다.

그렇다면 어떻게 해야 빠진 몸무게를 그대로 유지할 수 있을까? 빠진 상태를 그대로 유지하려면 시간이 필요하다. 그것도 균등한 시간이 필요하다. 비만이 되기까지 인체의 세포들이 서서히 변해갈 때 걸렸던 시간만큼 비만 세포가 다시 정상 체중 세포로 바뀌는 시간이 필요한 것이다. 다시 말해 비만이 되기까지 걸렸던 시간만큼 시간이 걸려야 성공적인 다이어트가 될 수 있다는 얘기다.

4) 마음의 평등

오늘과 내일 모두 다이어트를 하겠다는 결심을 평등하게 지속시켜야 한다.

(1) 비만 세포와의 대화를 통해 마음의 평화를 찾는다

다이어트 계획을 한 번 어겼다고 포기하지 말고 비만세포가 원하는 것과 내가 원하는 것이 무엇인지 따져가며 그 중간선에서 마음의 평화를 찾아 계속해서 다이어트가 진행되도록 해야 한다.

비만 세포와의 대화란 체지방을 적으로 취급하지 않고 내 신체의 구성 성분인 세포 중 하나로 인식하는 것을 말한다. 다시 말해 체지방은 무조건 배척해야 하는 존재가 아니라 내 몸의 일부이므로 어르거나 달래서, 내 몸의 구성 성분 중 낮은 비율을 차지하도록 해야 한다는 것이다. 급격하게 배척하면 반발을 불러와 다이어트 포기라는 결과를 얻게 될 수도 있다. 그러므로 성

공적인 다이어트를 원한다면 마치 친구를 대하듯 비만 세포와 친해져야 한다.

한편 마음의 평화를 찾기 위해 명상이나 요가, 따뜻한 녹차 한 잔을 마시는 것도 좋은 방법이다. 우리는 흔히 디저트와 마음의 안정, 분위기를 위해 다양한 차를 마신다. 대표적인 것이 커피와 녹차인데, 커피의 경우 다이어트를 염두에 둔다면 설탕과 크림이 없는 블랙커피가 바람직하다. 녹차는 각종 비타민을 다량 함유하고 있으므로 섭취의 평등 원칙에 위배되지 않는다.

(2) 일주일에 한 번 푹 쉰다

우리는 1년 365일을 매일 일만 하며 살아갈 수는 없다. 만약 쉬지 않고 일한다면 몇 개월 하다가 몸살이나 드러눕고 말 것이다. 다이어트도 마찬가지다. 1년 열두 달이 평일, 일요일, 공휴일, 임시휴일로 구성되어 있듯 다이어트도 시행하는 평일과 쉬는 휴일이 있어야 지속적으로 유지할 수 있다.

다이어트의 목적은 급격한 체중 감량이 아니라 적절한 체중 감량을 지속적으로 유지하는 데 있다. 따라서 음식 제한으로 우리의 세포들이 스트레스를 받아 결국 다이어트를 포기하는 지경에 이르도록 할 것이 아니라, 우리 몸을 달래기 위해 일주일에 하루 정도는 푹 쉬면서 계속 다이어트를 이어갈 수 있게 해야 한다.

　요일을 정해 그동안 참았던 음식을 한 번 정도는 마음껏 먹어도 좋다. 물론 그 요일이 되어도 먹고 싶은 마음이 생기지 않는다면 그 다음주로 연기한다. 만약 일요일에 쉬지 못하면 그 다음날인 월요일이 아니라 그 다음주 일요일에 쉬는 것처럼 말이다. 그리고 달력에 주말뿐 아니라 임시휴일과 공휴일도 있는 것처럼 중간에 다이어트 계획을 어겼을지라도 거기서 포기하지 말고 계속해서 밀고 나가야 한다. 그렇게 함으로써 다이어트 음식과 운동이 서서히 우리 몸에 맞춰지도록 할 수 있기 때문이다.

(3) 절대로, 절대로 포기하지 않는다.

지구상에서 벌어지는 모든 일의 성공에는 어떤 법칙이 있다. 그것은 간절하면서도 생생한 꿈을 갖고 그것을 절대 포기하지 않으면 반드시 성공한다는 것이다. 다이어트에서의 성공도 마찬가지다. 다이어트 뒤에 올수 있는 즐거움을 가시화하고 생생하게 꿈꾸면서 자신을 동기부여 하는 동시에 그것을 지속적으로 유지하면 반드시 성공할 수 있다.

절대로, 절대로 포기하지 마라!

다이어트를 시작했을 때의 마음을 미래에도 포기하지 않고 지속시킨다면 어느새 체중 감량을 위한 올바른 생활습관이 내 일부가 될 것이다. 그렇게 유지하는 다이어트가 바로 '성공 다이어트'이다.

4. 유지 다이어트

어떤 일에서든 성공은 간절하면서 생생한 꿈을 꾸고 그에 따른 목표를 세워 일정 기간 계속 노력하면 결국 성취하게 된다. 그리고 그 성취를 지속적으로 유지하고 성숙할 때라야 비로소 진정한 성공이라고 할 수 있다. 다이어트에서의 진정한 성공은 감량된 체중이 지속적으로 유지되는 것을 말한다. 이처럼 체중 감량 유지에 더 큰 비중을 둔 성공 다이어트를 '유지 다이어트' 라고 한다. 그렇다면 어떻게 해야 유지 다이어트를 할 수 있을까?

1) 꿈 (dream)

꿈은 미래에 대한 간절한 욕구인 동시에 그 결과가 확연히 내다보이는 비전을 의미한다. 즉, 그것은 단순히 뭔가가 되고 싶다는 바람 정도가 아니라 이글이글 타오르는 용광로처럼 생명력 있는 욕구이자 비전인 것이다. 이처럼 뭔가를 반드시 해내고야 말겠다는 강한 의지의 표현인 꿈이 제대로 정립되려면 어떻게 해야 할까? 흔히 성공학에서는 꿈을 반드시 이루려면 기록과 가시화가 필요하다고 조언한다.

그렇다! 다이어트의 성공도 글자와 사진으로 시각화한 간절한 꿈으로부터 시작된다. 먼저 자신이 정상 체중이었을 때의 사진이나 되고 싶은 모습을 한 사람의 사진을 가장 잘 보이는 곳에 붙여 놓는다. 그리고 사진 밑에 자기 이름을 기록하고 그것을 매일 바라본다.

2) 목표

꿈을 찾은 뒤에는 무엇을 어떻게 해야 할까? 되고 싶은 것, 가고 싶은 곳, 갖고 싶은 것이 있는데 무엇을 어떻게 하란 말인가? 대체 무엇부터 시작해야 꿈을 이룰 수 있단 말인가?

우선 목표를 설정해야 한다. 그러기 위해서는 먼저 꿈에 구체적인 이름이 있어야 하며 거기에 기간을 부여

한 것이 바로 목표이다. 예를 들면 다음과 같은 식이다.

> 나는 2012년에 꼭 서울대학에 입학한다.
> 나는 2015년까지 결혼한다.
> 나는 2010년에 반드시 하와이에 간다.
> 나는 2017년까지 벤츠를 소유한다.

이러한 꿈에는 모두 이름과 기간이 포함되어 있다. 즉, 이름이 있는 꿈에 기간이 표현된 것이 바로 목표이다. 다이어트의 목표도 마찬가지다.

> 나, ○○○는 2012년 여름엔 꼭 비키니를 입는다.
> 나, ○○○는 2개월에 5킬로그램을 감량한다.
> 나, ○○○는 반드시 하루 30분 조깅을 한다.
> 나, ○○○는 5킬로그램 감량을 유지한다.

이처럼 숫자와 기간, 이름이 들어간 목표만이 꿈을 실현하는 원동력이 될 수 있다. 특히 유지 다이어트는 급격한 체중 감량이 아니라 유지될 수 있는 감량을 목표로 잡는 것이 필수적이다. 전문가들은 건강을 지켜주는 적절한 체중 감량으로 1주일에 0.5킬로그램씩 2

개월에 5킬로그램 감량하기를 권한다. 만약 체중을 더 줄이고 싶다면 그것을 1년 정도 유지한 후에 다시 다이어트를 시도하라고 조언한다. 왜냐하면 우리 몸이 감량된 체중에 적응하는 데 시간이 필요하기 때문이다.

3) 성취   체중이 줄어드는 형태는 개인에 따라 차이가 날 수 있다.

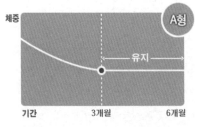

(그래프 1)
사선 모양으로 체중이 감량되는 형태

:일반적인 사람의 경우에 해당한다

체내의 영양밸런스가 양호하거나 근육질이 양호하게 형성되어 처음부터 감량이 잘 되는 타입

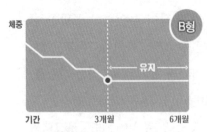

(그래프 2)
계단 모양으로 감량되는 형태

:체지방이 많은 사람으로 유산소 운동을 더 해줄 필요가 있다.

1차 감량 후 부족한 근육질을 다시 만들어 준 다음 감량이 진행되는 타입

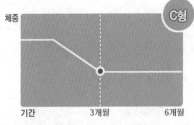

(그래프 3)
체중이 5~7주까지
줄어들지 않다가 사선 모양으로
감량되는 형태

:신진대사가 원활히 일어나지
않는 사람으로 균형 있는 영양소를
공급해줄 필요가 있다.

영양부족, 호르몬제, 혈압약, 피임약 기타 장기간
약물복용, 굶는 다이어트 및 음주로 저하된 몸의
기능이 정상적으로 회복되는 과정을 거친 후
감량되는 타입

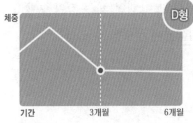

(그래프 4)
오히려 체중이 늘었다가
어느 시점에서 감량되는 형태

:영양에 균형이 잡혀 있지 않은
사람이나 전에 다이어트를
했던 사람으로 종합영양소를
더 공급해주어야 한다.

근육질이 거의 없거나 너무 적어서 먼저 근육을
만들어 주므로 체중이 약간 늘거나 근육질이 형성된
이후 감량이 진행되는 타입 (체중이 약간 늘어나도
허리 사이즈는 감소함)

목표로 한 체중 감량에 성공하려면 먹는 다이어트를
하면서 숫자를 헤아리지 않아야 한다. 칼로리를 계산
하거나 몸무게를 측정하는 등 숫자를 생각하면서 음식
을 먹으면 오히려 몸은 더 스트레스를 받게 된다. 몸이 스트레스를 받으면 다이어트를 지속하기가 어렵기 때문에 중간에 포기하기 십상이다. 평생 먹을 때마다 계산을 하면서 식사할 수는 없지 않은가?

다이어트를 위해서는 무엇보다 평소에 먹던 음식과 운동 습관을 변화시켜야 하며, 그 변화는 꾸준히 할 수 있는 것부터 진행해야 한다. 그런 방법으로 1개월에 2.5킬로그램, 2개월에 5킬로그램의 체중 감량을 목표로 한다면 누구나 다이어트에 성공할 수 있다.

4) 유지와 성숙

문제는 다이어트에 성공한 이후에 계속해서 감량이 유지되는 평행선 부분이다(위의 그래프에서 최종 감량 이후에 직선으로 표시된 부분). 유지 다이어트는 2개월에 5킬로그램의 체중을 감량하고 그것을 계속 유지하는 것을 목표로 삼는 다이어트이다. 결국 유지하는 것을 더 중요시하는 다이어트인 셈이다. 이때 필요한 것이 바로 앞서 말한 세포의 평등 원칙이다.

먹으면서 살을 빼는
건강한 다이어트

세포의 평등 원칙에 따라 체중을 감량하고 그것을 유지하는 기간에도 이 원칙을 쭉 적용하게 되면 비로소 우리 몸은 감량된 체중에 적응하게 된다. 이어 두 번째로 지켜야 할 원칙이 바로 절대 포기하지 않아야 한다는 것이다. 이 두 가지 원칙을 지키며 체중을 감량하고 그것을 유지해야 진정으로 다이어트에 성공했다고 할 수 있다.

5) 성공

다이어트에서의 진정한 성공은 올바른 식습관과 운동 습관으로 자신에게 맞는 적절한 체중 감량이 이뤄짐으로써 건강해지는 것을 의미한다. 다이어트를 하고 난 이후에 오히려 건강이 나빠졌다면 그것은 실패한 다이어트이고, 당연히 요요 현상이 발생하게 된다.

건강해지고 나서 부수적으로 따라오는 것이 바로 균형 잡힌 몸매지만, 사람들은 대개 건강보다 미용을 우선시하는 다이어트를 하고 있다. 미용을 위해 억지로 건강을 해치는 체중 감량을 하게 되면 결국 건강과 몸매를 둘 다 잃게 된다. 특히 급격한 체중 감량은 건강을 해치고 지속적으로 유지되지 않아 실패한 다이어트가 되기 십상이다. 이것은 비록 작은 생각의 차이일 뿐이지만 그 결과에는 엄청난 영향을 미친다.

지금까지 밝힌 다이어트의 기본과 본질에 충실한 유지 다이어트로 체중 감량을 한다면 다이어트에 반드시 성공할 수 있을 것이다. 요요 현상이 찾아오는 과거의 다이어트는 잊어라. 이제부터 세포의 평등으로 유지 다이어트를 한다면 반드시 다이어트에 성공할 것이다. 비가 온 뒤에 태양이 더욱 찬란한 모습으로 우리 앞에 나타나는 것처럼 말이다.

먹으면서 살을 빼는
건강한 다이어트

다이어트!

성공학에서는 다이어트를 21세기의 현대인이 매우 간절히 원하는 성공 중 하나라고 말한다. 어떤 성공이든 성공에는 반드시 법칙과 시스템이 존재한다. 그것은 꿈과 목표를 세우고 될 때까지 지속적으로 노력해야 한다는 것이다.

한 번에 일확천금을 벌 수 있는 사업, 한 번의 벼락치기로 합격하는 시험, 한 번의 복용으로 낫게 하는 약, 한 번의 시도로 발명된 제품은 없다. 이미 신물 나게 들었을지도 모르지만 성공에는 반드시 구체적인 실천 계획과 인내심이 필요하다. 설사 중간에 다소 계획이 어긋날지라도 지속적으로 유지하려는 노력이 있어야 성공을 이룰 수 있는 것이다. 이것은 다이어트도 마찬가지다.

질병학에서는 다이어트가 필요한 비만을 만성질환 중 하나로 여긴다. 만성질환은 한 번의 치료로 끝나는 것이 아니라 지속적인 관리를 필요로 한다. 비만은 지금까지 살아오면서 행해온 잘못된 식습관과 운동 습관으로 인해 체내에 지방이 과도하게 축적된 상태를 말한다. 따라서 이것을 치료하는 것 역시 하루아침에 이뤄지지 않으므로 과도한 욕심을 버리고 적절한 체중 감량을 지속적으로 유지하겠다는 목표를 세워야 한다.

그러고 보면 성공학과 질병학에서 말하는 다이어트에는 한 가지 공통점이 있음을 알 수 있다. 그것은 바로 지속적인 유지라는 개념이다. 체중 감량 상태를 유지해야 다이어트에 성공했다고 말할 수 있기 때문이다.

2개월에 5킬로그램 감량! 이 상태를 1년간 유지!

　체중 감량치고는 어이없는 수준이라고 생각할 수도 있다. 그러나 앞서 말한 진정한 다이어트의 의미에서 본다면 이것이야말로 제대로 된 다이어트라는 것에는 의심의 여지가 없다.

　유지 다이어트!

　이를 통해 지속적으로 다이어트를 행한다면 우리 몸은 올바른 습관에 적응되어 건강하게 다시 태어나는 것은 물론 아름다운 몸매로 균형이 잡힐 것이다.

[참고문헌]

박용우, ≪신인류 다이어트≫ 김영사, 2006.
이준숙, ≪의사가 당신에게 알려주지 않는 다이어트 비밀 43가지≫
모아북스, 2009.
강병헌, ≪웰빙 다이어트 다이어리≫ 아름다운사회, 2005.

먹으면서 살을 빼는 건강한 다이어트

1판 1쇄 찍음 2009년 7월 21일
1판 1쇄 펴냄 2009년 7월 25일

지 은 이 강영환
펴 낸 이 배동선
　　　　　마케팅부 / 최진균, 서설
　　　　　총무부 / 양상은
펴 낸 곳 아름다운사회

출판등록 2008년 1월 15일
등록번호 제2008-1738호

주　　소 경기도 하남시 감북동 125번지(우 465-818)
대표전화 (02)479-0023
팩　　스 (02)479-0538
E-mail assabooks@naver.com

ISBN : 978-89-5793-161-5 03510

값 6,500원

잘못된 책은 교환해 드립니다.